KLEINE TEXTE FÜR VORLESUNGEN UND ÜBUNGEN
HERAUSGEGEBEN VON HANS LIETZMANN

77

HIPPOCRATIS
DE AERE AQVIS LOCIS

MIT DER ALTEN LATEINISCHEN ÜBERSETZUNG

HERAUSGEGEBEN

VON

G. GUNDERMANN

NEUDRUCK

BERLIN
VERLAG VON WALTER DE GRUYTER & CO.
1929

f. 63v ## Θ̄ Περὶ ἀέρων· ὑδάτων· τόπων

1 Ἰητρικὴν· ὅστις βούλεται ὀρθῶς ζητεῖν, τάδε χρὴ ποιέειν· πρῶτον μὲν ἐνθυμέεσθαι τὰς ὥρας τοῦ ἔτεος· ὅτι δύναται ἀπεργάζεσθαι ἑκάστη· οὐ γὰρ ἐοίκασιν οὐθὲν· ἀλλὰ πολὺ διαφέρουσιν αὗται τὲ ἑωυτῶν καὶ ἐν τῇσι μεταβολῇσιν· ἔπειτα δὲ, τὰ πνεύματα· τὰ θερμά τε καὶ τὰ ψυχρὰ· μάλιστα μὲν τὰ
f. 64r κοινὰ πᾶσιν ἀνθρώποισιν· ἔπειτα δὲ καὶ ἐν ἑκάστη χώρη ‖ ἐπιχώρι᾿ ἐόντα· δεῖ δὲ καὶ τῶν ὑδάτων ἐνθυμέεσθαι τὰς δυνάμηας· ὥσπερ γὰρ ἐν τῶ στόματι διαφέρουσι καὶ ἐν τῶ σταθμῶ, οὕτως καὶ ἡ δύναμις διαφέρει πολὺ ἑκάστου· ὥστε ἐς πόλιν ἐπειδ᾿ ἂν ἀφίκηταί τις ἧς ἄπειρός ἐστι, διαφροντίσαι χρὴ τὴν θέσιν αὐτέης ὅκως κέεται· καὶ πρὸς τὰ πνεύματα καὶ πρὸς τὰς ἀνατολὰς τοῦ ἡλίου· οὐ γὰρ τὠυτὸ δύναται· ἥτις πρὸς βορέην κέεται καὶ ἥτις πρὸς νότον· οὐδ᾿ ἥτῖς πρὸς ἥλιον ἀνίσχοντα· οὐδ᾿ ἥτις πρὸς δύνοντα· ταῦτα δὲ ἐνθυμέεσθαι ὡς κάλλιστα· καὶ τῶν ὑδάτων πέρῖ ὡς ἔχουσι· καὶ πρότερον ἑλώδεσι χρέονται καὶ μαλακοῖσιν, ἢ σκληροῖσι τὲ καὶ ἐκ μετεώρων· καὶ ἐκ πετρωδέων· εἴτε ἁλυκοῖσι καὶ ἀτεράμνοισῖ· καὶ τὴν γῆν πότερον ψιλὴ τὲ καὶ ἄνυδρος· ἢ δασεία καὶ ἔφυδρος· καὶ εἴτε ἐν κοίλω ἐστὶ καὶ πνιγηρὴ· εἴτε μετέωρος καὶ ψυχρὴ· καὶ τὴν δίαιταν τῶν ἀνθρώπων ὁκοίῃ ἥδονται· πότερον φιλοπόται καὶ ἀρισττηταὶ καὶ ἀταλαίπωροι, ἢ φιλογυμνασταὶ τὲ καὶ
2 φιλόπονοι· καὶ ἐδωδοὶ καὶ ἄποτοι· καὶ ἀπὸ τουτέων χρὴ ἐνθυμέεσθαι ἕκαστα· εἰ γὰρ ταῦτα εἰδείη τὶς καλῶς· μάλιστα μὲν πάντα· εἰ δὲ μὴ τά τε πλεῖστα· οὐκ ἂν αὐτὸν λανθάνοι ἐς πόλιν ἀφικνεόμενον ἧς ἂν ἄπειρος ἤ οὔτε νοσήματα ἐπιχώρια οὔτε τῶν κοινῶν ἡ φύσις ὁκοίη τίς ἐστιν· ὥστε μὴ

---

1 *item inscribunt M I* Ἱπποκρατοῦς π. ἀ. ὑ. τ. *N* Ἱπποκράτους π. ἀ. ὑ. τ. *B* Ἱπποκράτους π. ἀ. ὑ. τε καὶ τ. (*in margine* λόγος λγ̄) *II* Θ π. ἀ. ὑ. τ. (*sed in summis marginibus* Ἱπποκράτους περὶ ἀέρων) *I* Ἱπποκράτους παρένεσις *E* περὶ ἀέρων καὶ ὑδάτων *P* περὶ ἀέρων τόπων ὑδάτων καιρῶν ἀνέμων ἀστέρων *A* | **2** ζητεῖν ὀρθῶς *A* | **3** ἔτος *N* | ὅ, τι *B* | **4** ἀπεργάζειν *A* | ἐοίκασιν ἀλλήλοισιν οὐθέν *A* | πουλὺ *II* | **5** αὑταί *van der Linden* | τε *om I B* | ἐφ᾿ ἑωυτῶν *A* | τοῖσι *II* | **7** τὰ ἐν *A* | ἐπιχώρια *E II B* | **9** πῶς γὰρ *A* | **10** οὕτω *B* | πουλὺ *II* | ἕκαστον *E* | **14** κέηται *E* | οὐδ᾿ εἴτις *II* | νότον — πρὸς *om I* | **15** οὐδ᾿ εἴτις *II* | δὲ χρὴ *A* | **16** κάλλιστα] μάλιστα *P A* | πότερον *II B* | ἐλώδεσι *E I II B* | **17** χρέωνται *B* | **18** ἐκ *om A* | ἁ. τε καὶ *A* | ἀτεράμνησι *I* | **20** *prius* εἴτε] ἤν τε *I* | εγκοίλια *A* | **21** καὶ πότερον *P* | **25** τά γε *II* | **26** ἢ *omnes praeter N* | **27** κοιλιῶν *B A* |

INCIPIT LIBER YPOCRATIS DE AERIBVS LOCIS ET DE AQVIS f. 13v

MEDICINA SI QVIS VVLT RECTE QVERERE hec debet 1
agere: Primo considerare tempora anni quid ualeant efficere:
non enim similia sibi sunt sed plurimum deferunt a se in-
uicem in demutationibus. Deinde flatus uentorum calidos et
frigidos maxime communis omnibus. Deinde et singulis pro-
uinciis regionales qui || sint: Oportet autem et aquarum con- f. 14r
siderare uirtutes quem ad modum enim impetu differunt et
in pondere sic ea qualitatem uirtutes multe differunt: IN
CIVITATE AVTEM in quacumque ueneris quisque quam ignorat:
Considerare debet positionem eius quomodo conlata sit ad
flatus uentorum et solis ortum: Non enim id ipsum possunt:
que ad septem trionalem iacent: Et que ad austrum nec que-
que ad solem orientem. et que ad occidentem: Hec oportet
et considerare plenissime. sed hec de aquis quoque quomodo
se habeant. utrum padulustribus utuntur et mollibus. An
duris et de altis et petrosis et salsis. siue constringentibus: sed
et terra utrum nuda et sicca. Aut frondosa et humida. siue
in concauo constituta est hec an in superno et frigida et
uictu hominum quali delectentur. Vtrum putatores sunt aut
pransores. Otiosi aut tertium amantes. laboriosi uel uoraces.
ex his autem oportet considerare singula. si enim hec quis 2
scitat singula: Maxime autem omnia poterit probare siminum
atque scire non eum lateuit quicquam ad ciuitatem pergentem
quia || ignarus est: NEQVE REGIONALES MORBI neque secundum f. 14v
natura communis quali que sit. ut sciat unde nascantur morbi

1 Explicit de natura generis humani. incipit — aquis *P*: *om A* || **2** Medicinam *m 2 A* | querere *P* discere *A* | **3** primum *A* | conspirare *A* | **4** sibi sentiant *A* | differunt *m 2 A* | **5** calidis uel frigidis *m 2* calidus sit aut frigidus *A* | **6** minime sunt communes *m 2* | Vnde singulis *m 2* Deinde in singulis *A* | **7** sint uidendum est *m 2* sunt *A* | **8** impotu *m 2* | et pondere *A* | **9** sic et qualitate *m 2 A* | uirtutum *m 2* uirtutis *A* | multa *m 2* multum a se *A* | **10** ciuitatis *m 2* In ciuitatem *A* | in quamcumque *m 2* quicumque *A* | uenerit *m 2 A* | quisque *om A* quis *Kw* | **11** eius *del m 2* | collata *m 2* conlocata *A* | **13** septentrionem *A* | neque quae ad *m 2 A* | **14** Hoc *A* | **15** et *del m 2 om A* | hec] et *m 2 A* | quoque] quae *A* | **16** palustribus utantur *m 2 A* | **17** altis petr. *A* | petr. an salsis *m 2* | siue umidis. siue in concauo *omissis reliquis A* | **19** constitute sint. et aestuose. an superne frigide. Et uictum *A* | **20** homines *m 2* | uti *A* | potatores *m 2 A* | aut] et *A* | **21** otiosi — amantes *om A* | a. exercicium *m 2* | **22** hec *om A* | **23** scicitatur *m 2* sciat *A*: *fort* scit ad | autem *del m 2* | poterit probare *om A* | simul *m 2* sin minus plurima *A* | *fort* si minum atqui | **24** atque scire *om A* | latebit *m 2* latebunt *A* | quicquam *om A* | **25** quia] cuius *A* | **26** naturam *m 2 A* | communes *A* | qualiscumque *m 2* | quales sint. Ita ut sciat curam morborum. neque delinquat *A*

ἀπορέεσθαι ἐν τῇ θεραπείῃ τῶν νούσων· μὴ δὲ διαμαρτάνειν ἃ εἰκός ἐστι γίγνεσθαι· ἢν μή τις ταῦτα πρότερον εἰδὼς πρόφροντις ᾖ· περὶ ἑκάστου δὲ χρόνου προσιόντος καὶ τοῦ ἐνιαυτοῦ, λέγοι ἂν· ὁκόσα τὲ νοσήματα μέλλει πάγκοινα τὴν πόλιν κατασχήσειν· ἢ θέρεος ἢ χειμῶνος· ὅσα τὲ ἰδία ἑκάστῳ κίνδυνος γίγνεσθαι· ἐκ μεταβολῆς τῆς διαίτης· εἰδὼς γὰρ τῶν ὡρέων τὰς μεταβολὰς καὶ τῶν ἄστρων ἐπιτολάς τε καὶ δύσηας· καθότι ἕκαστον τουτέων γίγνεται, προειδείη ἂν τὸ ἔτος· ὁκοῖόν τι μέλλει γίγνεσθαι· οὕτως ἄν τις ἐρευνώμενος καὶ προγινώσκων τοὺς καιροὺς μάλιστ' ἂν εἰδείη περὶ ἑκάστου· καὶ τὰ πλεῖστα τυγχάνει τῆς ὑγιείης· καὶ κατ' ὀρθὸν φέροιτο οὐκ ἐλάχιστα ἐν τῇ τέχνῃ· εἰ δὲ δοκέοι τίς ταῦτα μετεωρόλογα εἶναι· εἰ μεταστα ίη τῆς γνώμης· μάθοι ἂν ὅτι οὐκ ἐλάχιστον μέρος συμβάλλεται ἀστρονομίη ἐς ἰητρικήν· ἀλλὰ πάνυ πλεῖστον· ἅμα γὰρ τῇσιν ὥρῃσι· καὶ αἱ κοιλίαι μεταβάλλουσι
3 τοῖσιν ἀνθρώποισιν· ὅκως δὲ χρὴ ἕκαστα τῶν προειρημένων σκοπεῖν καὶ βασανίζειν, ἐγὼ φράσω σαφέως· ἥτις μὲν πόλις· πρὸς τὰ πνεύματα κεῖται τὰ θερμά· ταῦτα δ' ἔσται μεταξὺ τῆς τε χειμερινῆς ἀνατολῆς τοῦ ἡλίου καὶ τῶν δυσμέων τῶν χειμερινῶν, καὶ αὐτέῃ ταῦτα τὰ πνεύματα ἐστὶ ξύννομα· τῶν δὲ ἀπὸ τῶν ἄρκτων πνευμάτων σκέπη· ἐν ταύτῃ τῇ πόλει ἐστί· τά τε
f. 61v ὕδατα πολλὰ καὶ ὕφαλοι· καὶ ἀνάγκη εἶναι καὶ μετέωρα· τοῦ μὲν θέρεος θερμά· τοῦ δὲ χειμῶνος ψυχρά· || τοῦ δὲ χειμῶνος ψυχροῦ, τούς τε ἀνθρώπους τὰς κεφαλὰς ὑγρὰς ἔχειν καὶ φλεγματώδεας· τάς τε κοιλίας αὐτέων πυκνὰ ἐκταράσσεσθαι ἀπὸ τῆς κεφαλῆς τοῦ φλέγματος ἐπικαταρρέοντος· τά τε εἴδεα ἐπὶ τὸ πλῆθος αὐτέων ἀτονώτερα εἶναι· ἐσθίειν δ' οὐκ ἀγαθοὺς εἶναι οὐδὲ πίνειν· ὁκόσοι μὲν γὰρ κεφαλὰς ἀσθενέας ἔχουσιν, οὐκ ἂν εἴησαν ἀγαθοὶ πίνειν· ἡ γὰρ κραιπάλη μᾶλλον πιέζει· νοσήματά τε τάδε ἐπιχώρια εἶναι· πρῶτον μὲν τὰς γυναῖκας νοσερὰς καὶ ῥοώδεας εἶναι· ἔπειτα πολλὰς ἀτόκους ὑπὸ νόσου καὶ οὐ φύσει· τιτρώσκεσθαί τε πυκνά· τοῖσι τὲ παιδίοισιν, ἐπιπίπτειν σπασμούς· καὶ ἄσθματα ἃ νομίζουσι τὸ παιδίον ποιέειν· καὶ ἱερὴν νοῦσον εἶναι· τοῖσι

---

1 μηδὲ *B* | **2** γίγίγνεσθαι *E* | **3** προφροντισῇ (*inter scrib* ισ *ex* η *corr*) *N* πρόφροντίς ᾗ *E* πρόφρων τις ᾗ *II B* | περὶ δὲ ἑ. χ. *N* | περὶ ἑκάστου· τοῦ δὲ χ. περιόντος ∴ προιόντος *A* | **4** τὲ] μὲν *I* | νουσ. *E* | **5** κατασχίσειν *I* | θέρρεος *E* | ὁκόσα *II B* ὅσα (σ *ex* κ) *M* | τὲ *ex* δὲ *P* | ἴδια *E I II B* | **7** ὠρέων *E* | **9** μέλλοι *I* | οὕτως αὐτῆς ἐννοούμενος *A* | **10** μάλιστα *B* | **11** τυγχάνοι *B* ὑγείης *I* | κατορθοίη οὐκ *A* | **12** δοκέῃ *I* | **14** πάνυ] πάντα *N* | **15** τοῖσιν *I* καὶ αἱ νοῦσοι, καὶ αἱ κοιλίαι *B* κ. αἱ ν. κ. κ. *A* | **17** ἐγὼ φρ.] ἐμφράσω *P* ἀμφράσω *N* | εἴτις *A* | **18** ἔστι *B* | **19** δυσκέων *N* | **20** ξυνόομα *E* | **22** ὕφαλα. καὶ *II B* ὑφαλυκὰ *A*: *an* ὑφαλτικά? | *tertium* καὶ] μὴ *II om I* | **23** τ. δ. χ. ψυχροῦ *del Littré* | *hinc ad p 24, 23 desunt in N E: cf p 47 sq* | **24** ψ.] ὑγροῦ *B* | ὑγρὰς *om II* | **29** κρεπάλη *II B* | **30** τάδε] τά *P* | **31** ἔπ. — *34*

atque ualitudines. ne delinquat in his que oportet fieri. nisi quis hec primo preuideat atque consideret. per unum quoque tempus adueniente singulas tempora. et ut de inminenti anno dicat que egritudines future omnibus communiter ciui. tati eueniant. estate uel hieme doceuit ea que periculum adferat singulis: DE COMMVTATIONE CIBORVM. Videns strictim decurrere commutationes et signorum hortus et occasum. et que singula eorum fiant et preuidebit qualis futurus est annus. sic enim si quis intellegens et preuidens tempora. scit maxime de singulis multum obtineuit circa salutem et non parva corriget partem. Sic autem puta quis hoc superflua esse si non ab hac intentione recesserit. scit quia non pars austronomie medicine conuenit. Quomodo autem oportet singula hôrum 3
considerari atque probari. ‖ Ego plenissime dicam. quecumque f. 15r
ciuitas posita est ad flatus calidos. hii sunt in medio hiuerni hortum solis et occasum hiuerni et his ciuitatibus hi flatus cogniti sunt. A flatibus autem qui a septem trione sunt defense ciuitates. Aque multe et salse necesse est sin in superficiem estate quidem calide. hieme autem frigide. hominum uero capita humida habere et fleumatica: Ventres autem eorum inhabiles esse. ad uescendum non idonei neque ad bibendum. quodquod enim capita infirmiora habent non erunt apti ad bibendum crapula enim eos maxime uexat. morbi autem regionales tales eis sunt: PRIMO QVIDEM MVlieres languidas et reumaticas debiles fieri. Deinde multas partum nescientes non naturaliter. abortire autem frequenter: Pueris uero inruere spasmum et suspirium quem putant pueris inruisse morbum irason qui uocatur morbum esse: Id est apoplexia. uiris

2 primum haec prouideat. consideret per unum quodque *A* | **3** adueniens *m 2 A* | singulas tempora *del m 2 om A* | ut — anno] inminentia *A* **4** discat *m 2* | Quae autem aegr. *A* | ciuitatem optinebunt *A* | **5** docebit *m 2 A* | adferant *m 2 A* | **7** occasus *m 2 A* | **8** fiunt *A* ‖et pr.] preuidebit *m 2* uidebitque *A* | sit *A* | **9** si *om A* | scit] sed et *A* | max.] meminisse *m 2* | **10** obtinebit *m 2* optinebit *A* | paruam *m 2* | **11** per artem *A* | Si *m 2 A* | putat *m 2 A* | haec *m 2 A* | si non]*fort* sin | **12** sciet *m 2* sciat *A* | parua pars *m 2 A* | astronomiae *A* | **14** considerare atque probare. ergo *A* | quae *A* | **15** ciuitates positae sunt *m 2 A* | hae *m 2 A* | hiberni *A* | **16** ortus *m 2 A* | occasus hiberni *m 2 A* | et *P* in *A* | **17** cognati *Kw* | septentrionem *A* | sunt defense sunt *m 2* | sunt defensa est ciuitas *A* | **18** ille. Aque autem multe *m 2* Quae autem multe *A* | sint *m 2* sint et *A* | in superficie *m 2* | **19** homines *A* | **20** tumida *A* | habent *A* necesse esse *m 2* | fleumatica de pondere *(p. 17,17) continuat A* | **21** non sunt idonei *m 2* | **22** quicumque *m 2* quotquot *intelleges* | **25** et debiles *m 2* | fieri contingit *m 2* | **26** ingruere *m 2* | **27** ingruisse *m 2* | *uerbis* quem p. p. ingruisse *et* morbum esse *deletis* qui morbus irason uocatur id est *m 2*

εἶναι *bis I* | **32** ἐκτιτρώσκεσθαι π. *II* | **33** ὑποπ. σπ. τε καὶ *A* | **34** καὶ ἃ νομ. *B A* | τὸ θεῖον *Zwinger* | πονέειν *B* |

δὲ ἀνδράσι· δυσεντερίας καὶ διαρροίας καὶ ἠπιάλους· καὶ πυρετοὺς πολυχρονίους χειμερινούς· καὶ ἐπινυκτίδας πολλὰς καὶ αἱμορροΐδας ἐν τῇ ἕδρῃ· πλευρίτιδας δὲ καὶ περιπνευμονίαι καὶ καῦσοι· καὶ ὁκόσα ὀξέα νοσήματα νομίζονται, οὐκ ἐγγίγνονται πολλά· οὐ γὰρ οἷόν τε· ὅκου ἂν κοιλίαι ὑγραὶ ἐῶσι, τὰς νούσους ταύτας ἰσχύειν· ὀφθαλμίαι τὲ ἐγγίνονται ὑγραὶ καὶ οὐ χαλεπαὶ ὀλιγοχρόνιοι· ἢν μή τι κατάσχῃ νόσημα πάγκοινον ἐκ μεταβολῆς· καὶ ὁκόταν τὰ πεντήκοντα ἔτεα ὑπερβάλλωσι, κατάρροοι ἐπιγενόμενοι ἐκ τοῦ ἐγκεφάλου παραπληκτικοὺς ποιέουσι τοὺς ἀνθρώπους· ὁκόταν ἐξαίφνης ἡλιωθέωσι τὴν κεφαλὴν ἢ ῥιγώσωσι· ταῦτα μὲν τὰ νοσήματα αὐτέοισιν ἐπιχώριά ἐστι· χωρὶς δὲ ἤν τι πάγκοινον κατάσχῃ νόσημα ἐκ μεταβολῆς τῶν ὡρέων· καὶ τουτέου μετέχουσιν·

4 ὁκόσαι δ' ἀντικέονται τουτέων πρὸς τὰ πνεύματα τὰ ψυχρὰ μεταξὺ τῶν δυσμῶν τῶν θερινῶν τοῦ ἡλίου καὶ τῆς ἀνατολῆς τῆς θερινῆς· καὶ αὐτῆσι ταῦτα τὰ πνεύματα· ἐπιχώριά ἐστι· τοῦ δὲ νότου καὶ τῶν θερινῶν πνευμάτων σκέπη ὧδε ἔχει περὶ τῶν πόλεων τουτέων· πρῶτον μὲν τὰ ὕδατα τὰ σκληρά τε καὶ ψυχρὰ ὡς ἐπὶ τὸ πλῆθος γλαυκέαται· τοὺς δὲ ἀνθρώπους ἐντόνους τὲ καὶ σκελιφροὺς ἀνάγκῃ εἶναι· τούς τε πλείους τὰς κοιλίας ἀτεράμνους ἔχειν καὶ σκληρὰς τὰς κάτω· τὰς δὲ ἄνω εὐροωτέρας· χολώδεάς τε μᾶλλον ἢ φλεγματίας εἶναι· τὰς δὲ κεφαλὰς ὑγϊηρὰς ἔχουσι καὶ σκληράς· ῥηγματίαι τὲ εἰσὶν ἐπὶ τὸ πλῆθος· νοσεύματα δὲ αὐτέοισιν ἐπιδημεῖ, τά· πλευρίτιδές τε πολλαὶ· αἵ τε ὀξεῖαι νομιζόμεναι νοῦσοι· ἀνάγκῃ δὲ ὧδε ἔχειν· ὁκόταν κοιλίαι || (f. 62r) σκληραὶ ἐῶσιν· ἔμπυοί τε πολλοὶ γίνονται ἀπὸ πάσης προφάσηος· τουτέου δὲ αἴτιόν ἐστι τοῦ σώματος ἡ ἔντασις καὶ ἡ σκληρότης τῆς κοιλίης· ἡ γὰρ ξηρότης· ῥηγματίας ποιέει εἶναι καὶ τοῦ ὕδατος ἡ ψυχρότης· ἐδωδοὺς δὲ ἀνάγκῃ τὰς τοιαύτας φύσηας εἶναι· καὶ οὐ πολυπότας· οὐ γὰρ οἷόν τε ἅμα πολυβάρους τὲ εἶναι καὶ πολυπότας· ὀφθαλμίας τὲ γίγνεσθαι μὲν διαχρόνους· γίγνεσθαι δὲ σκληρὰς καὶ ἰσχυράς· καὶ εὐθέως ῥήγνυσθαι τὰ ὄμματα· αἱμορροίας δὲ ἐκ τῶν ῥινέων τοῖσι νεωτέροισι τριήκοντα ἐτέων γίγνεσθαι ἰσχυρὰς τοῦ θέρεος· τά τε ἱερὰ νοσεύματα καλεύμενα, ὀλίγα μὲν ταῦτα· ἰσχυρὰ δέ· μακροβίους δὲ τοὺς ἀνθρώπους τουτέους μᾶλλον εἰκὸς εἶναι ἑτέρων· τά τε ἕλκεα οὐ φλεγματώδεα ἐγγίγνεσθαι· οὐδὲ ἀγριοῦσθαι· τά τε ἤθεα, ἀγριώτερα ἢ ἡμερώτερα· Τοῖσι μὲν ἀνδράσι ταῦτα τὰ νοσήματα ἐπιχώριά ἐστι· καὶ χωρὶς ἤν τι πάγκοινον κατάσχῃ ἐκ

3 πλευρίτιδας *IP* πλευρίτιδες *II B* | περιπνευμονίας *I* περιπλευμονίαι *II* **4** νομ. εἶναι *A* | **5** τὰ π. *A* | **6** νόσους *II* | **8** μ. μεγάλης ἐν τῷ ἐγκεφάλῳ κ. *A* **9** κατάρροι *P II* | **10** ἡλιωθῶσι *B* | **11** τὰ *om P* | **12** χ. δὲ] καὶ *A* | **15** τὰ μ. *A* **17** θερμῶν *Koraes* | **18** ὕ. σκλ. *A* | **19** γλυκένεται (*ss αι s έ*) *II* γλυκαίνεται *B*

uero dissinteriam. et uentris fluxum. et febres. epyali diurne hiemales. et epinectidas plurimas et emorroidas in edra. pleuritides autem et peripleu||monie et cause et quicumque f. 15v acuti morbi sunt non plerumque nascuntur: Non enim ualent uentris humidus et acuti morbi sunt non plerumque nascuntur. non enim ualent ubi uentris humidi sunt morbis isti optinere. Optalimon uero innascuntur humide et graues breui temporis nisi optinuerit morbi plerumque communis de magna metabula. Quando ultra quinquaginta annos transierint catarro superueniente macere pro pleureticos facit homines. quando repente solem passi fuerint aut perfrixerint: HEC ERGO illis egritudinis regionales sunt nisi aliquid plerumque communes obtineant morbum exmutationem temporum hec habebunt: Quecumque contrarie his posite sunt ad frigidos flatus. que 4 sunt inter occasum solis et hortum estiuum et idem flatus regionales cognati sunt. Austri et calidorum flatus defensione habent ab eis primum quidem aquas duras et frigidas plerumque habent hominum fortes et laboriosos: Oportet eis replere que uentres habent difficiles et duros inferiores. Superiores autem latiores et fleumaticas esse eident. Idem uentres duros et siccos habent || corruptiones eius plerumque contingunt: EGRITV- f. 16r dines autem eis obueniunt iste pleuretides multe et alie acute que uocantur egritudines. Necesse enim sic haberi ubi uentris duri et sicci efficiuntur multi de modica et de qualibet occasione cuius rei causa est distentio corporis et durities et disruptiones eis faciunt de qua nimium frigida uoraces necesse est huius modi naturas esse et minime potatrices: Non enim possunt simul multum potare. Optalmias innasci quidem raro fieri autem difficiles et fortes: Et statim disrumpit oculos profluuium sanguinis de naribus iuuenioribus triginta annis innasci nimium morbum. morbum autem ei era nosemeta dicunt pleraque: Sed fortia hec longeuos homines esse hec conuenit maxime uulnerati fleumatici fieri. mores uero asperiores magis quam mansuentiores. Regionales egritudines sunt nisi forte aliqui omnibus communis morbus

1 epylemsians diurnas *m 2* | 2 epimectidas *m 2* | in edra *del m 2* | 3 cause febris *m 2* | 4.5 Non enim — nascuntur *del m 2* | 6 uentres *m 2* | 7 Optalimie *m 2* | 8 morbus *m 2* | 9 catarrus superueniens pleureticos *m 2* | 10 a cerebro *Kw* | 12 egritudines *m 2* | 13 morbi et ex mutatione *m 2* | 16 defensionem *m 2* | 17 fr. habent p. h. *m 2* | 18 homines *m 2* | n oportet eos repleri quia *m 2* | laboriosos o. esse, plerique *Kw* | 20 fleumaticos *m 2* | eident *del m 2* | identidem. uentres *Kw* | 21 eis *m 2* | 23 habere *Kw* | uentres *m 2* | 26 de aqua *m 2* | 29 disrumpi *m 2* | fieri de *m 2* | 30 morbum. morbi *m 2* | 31 hiera *Kw* | dicuntur *m 2* | plerique *m 2* | hec *del m 2* | 32 uulneratos fleumaticos *m 2* | 34 aliquis c. m. o. *m 2*

20 εὐτ. *A* | 23 ὀγιειρὰς *B* | ἔχ. *om A* | 24 τὰ] καὶ *II* τάδε *B A* | 26 αἱ κ. *A* | 28 κοιλίας *I B* | 30 δὲ *om A* | 31 οὐ—πολυπ. *om B A* | πολυβόρ. *II* | 32 διὰ χρ. *I* διὰ χρόνου *B* | 34 αἱμοῤῥαγίας *A* | 37 τῶν ἐτ. *A* | 39 ταῦτα *om II* |

μεταβολῆς τῶν ὡρέων· τῇσι δὲ γυναιξί· πρῶτον μὲν στεριφναὶ πολλαὶ γίγνονται· διὰ τὰ ὕδατα ὄντα σκληρά τε καὶ ἀτέραμνα καὶ ψυχρά· αἱ γὰρ καθάρσηες οὐκ ἐπϊγΐνονται τῶν ἐπϊμηνίων ἐπιτήδειαι· ἀλλὰ ὀλίγαι καὶ πονηραί· ἔπειτα τίκτουσι χαλεπῶς. τιτρώσκουσί τε οὐ σφόδρα· ὁκόταν δὲ τέκωσι, τὰ παιδία ἀδύνατοι τρέφειν εἰσί· τὸ γὰρ γάλα ἀποσβέννυται ἀπὸ τῶν ὑδάτων τῆς σκληρότητος καὶ ἀτεραμνίης· φθίσηές τε γίνονται συχναὶ ἀπὸ τῶν τοκετῶν· ὑπὸ γὰρ βίης ῥήγματα ἴσχουσι καὶ σπάσματα· τοῖς τε παιδίοισιν ὕδρωπες ἐγγίνονται ἐν τοῖσιν ὄρχεσιν ἕως μικρὰ ᾖ· ἔπειτα προϊούσης τῆς ἡλικίης
5 ἀφανίζονται· ἡβῶσι τὲ ὀψὲ ἐν ταύτῃ τῇ πόλει. Περὶ μὲν οὖν τῶν θερμῶν πνευμάτων καὶ τῶν ψυχρῶν καὶ τῶν πόλεων τουτέων, ὧδε ἔχει ὡς προείρηται· Ὁκόσαι δὲ κέονται πρὸς τὰ πνεύματα μεταξὺ τῶν θερινῶν ἀνατολέων τοῦ ἡλίου καὶ τῶν χειμερινῶν· καὶ ὁκόσαι τὸ ἐναντίον τουτέων, ὧδε ἔχει περὶ αὐτέων· ὁκόσαι μὲν πρὸς τὰς ἀνατολὰς τοῦ ἡλίου κέονται, ταύτας εἰκὸς εἶναι ὑγιεινοτέρας τῶν πρὸς τὰς ἄρκτους ἐστραμμένων· καὶ τῶν πρὸς τὰ θερμά· ἢν καὶ στάδιον τὸ μεταξὺ ᾖ· πρότερον μὲν γὰρ μετριώτερον ἔχει τὸ θερμὸν καὶ τὸ ψυχρόν. Ἔπειτα τὰ ὕδατα ὁκόσα πρὸς τὰς τοῦ ἡλίου ἀνατολάς ἐστι, πάντα λαμπρά τε εἶναι ἀνάγκη καὶ εὐώδη· καὶ μαλακα ἢ ἐρατεινὰ ἐγγίγνεσθαι ἐν ταύτῃ τῇ πόλει· Ὁ γὰρ ἥλιος κωλύει ἀνίσχων καὶ καταλάμπων· τὸ γὰρ ἑωθινὸν ἑκάστοτε αὐτὸς ὁ ἠὴρ ἐπιχεῖ ὡς ἐπὶ τὸ πολύ· τά τε εἴδεα τῶν ἀνθρώπων· εὔχροά τε καὶ ἀνθηρά ἐστι μᾶλλον ἢν μή τις νοῦσος ἄλλη κωλύῃ· λαμπρόφωνοί τε οἱ ἄνθρωποι· ὀργὴν τὲ καὶ ξύνεσιν βελτίους εἰσὶ τῶν προσβορέων· εἴπερ καὶ τὰ ἄλλα τὰ ἐμφυόμενα ἀμείνω ἐστίν· ἔοικέ τε μάλιστα ἡ οὕτω κειμένη πόλις, ἦρι κατὰ τὴν μετριότητα τοῦ θερμοῦ καὶ τοῦ ψυχροῦ· τά τε νοσεύματα ἐλάσσω μὲν γίγνεσθαι καὶ ἀσθενέστερα· ἔοικε δὲ τοῖς ἐν ταῖς πόλεσι γινομένοις νοσεύμασι· ταῖς πρὸς τὰ θερμὰ τὰ πνεύματα ἐστραμμένησιν· αἵ τε γυναῖκες αὐτόθι· ἐναρικύ-
6 μονές εἰσι σφόδρα καὶ τίκτουσι ῥηϊδίως· Περὶ μὲν τουτέων ὧδε ἔχει· ὁκόσαι δὲ πρὸς τὰς δύσηας κεῖνται· καὶ αὐταίησιν ἔστι σκέπη τῶν πνευμάτων τῶν ἀπὸ τῆς ἠοῦς πνεόντων· τά τε θερμὰ πνεύματα παραρρεῖ καὶ τὰ ψυχρὰ ἀπὸ τῶν ἄρκτων, ἀνάγκη ταύτας τὰς πόληας θέσιν κέεσθαι νοσερωτάτην· πρῶ-

1 στρυφναὶ *II* στριφναὶ *B* | **2** ὄντα *om A* | **4** ἀλλ' *B* | **5** ἐκτιτρώσκουσί τε *II* | τε] δὲ *Ermerins* | **6** ἀδύνατα *A* | **8** τοκετῶν *ex* τοκεῶν *I* τόκων *A* | **9** τοῖσί τε *M* | τε] δὲ *B* | τοῖς τε παισὶν τέως ἦν μικρὰ ἢ *mediis omissis A* | **12** τ. θ. κ. τ. ψ. πνευμάτων τῶν οὕτως κειμένων ὧδε *A* | **14** πν. τὰ μ. *B* | **15** ὧδε — αὐτέων *in marg I* | **18** θερμὰ ὕδατα *A* | **19** μὲν *om I* | **21** *prius* καὶ] ἢ *M* | μαλακὰ *M II B* μαλθακα *I* | ἢ] καὶ *II A* | ἔρα τε μὴ *A* | **22** κολούει *B* | **23** ἑωθινὸν *I II B* | **24** ἐπισχεῖ *B* ἐπέχει *A* | **25** ἢν] ἢ ἄλλα ἢν *B* ἢ ἄλλη ἢν *A* | ἄλλη* *I om A* | **27** πρὸς β. *II* πρὸς βορέην *A* | **30** γίγνεται *B* |

uenia ex inmutationem: Mulieribus uero hec primo steriles multe fiunt menstruis non aptis sed modicis et lenis: Deinde generant pessime et nutriunt non ualde. Cum ‖ generauerint f. 16v infantes non possunt enutriri lac eis extinguntur: DE AQVIS. AQVARVM duritia et in difficultatem hptysis autem illis innascitur. frequenter de partu de comine enim suo ruptiones habent et spasmata Pueris uero hydropis nascuntur intestinibus quamdiu breues sunt: Deinde procedente etatem soluuntur. iuuenescunt autem tarde in eadem ciuitatem.

5 De calidis autem flatibus et frigidis et ciuitatibus sic positi ita se habent sicut dictum est: Que autem iacent ad flatus que in terra estiuos hortis solus et hiuer. sed que contra hec sunt. ita habetur. De illis uero que ad hortum solis constitute sunt has oportet salutares esse ab his que contra septem trionem contemplantur et his que ad calidiores flatus. tamen si ad stadium unum intersit. primo enim moderatum aer habet calidum uel frigidum. deinde aque que ad solis hortum conuerse sunt omnes limpidas esse necesse est et odore bonos et moles et non difficiles nasci in eadem ciuitatem. sol enim prohibet et mergens et con‖prehendens f. 17r matutinum ros plerumque: Qualitates autem hominum boni colores et rubicundi sunt maxime magis quam albini: Si aliqua egritudo non prohibuerit. clare uoces erunt. homines sine iracundia et consilio meliores ab his qui ad septem trionem sunt. quia et cetera que nascuntur meliora sunt similant maxime Si constituta ciuitas uerno tempore circa temperiem calidi et frigidi egritudines autem minimas quidem fieri et infirmiores similat his ciuitatibus iacentibus hec que ad calidios flatus conuersi sunt: Mulieres uero repente pregnaces sunt ualde et generant facillime.

6 De his sic habent. que autem ad occasum iacent et his timendum est a flatibus qui ab hortu flant calidis flatus inruunt et frigidis de septem trionali. Necesse est has ciuitates positionem iacere morbida

---

1 ueniat ex inmutatione *m 2* | **2** lentis *Kw* | menstrui non apti sunt sed modici sunt et lenes *m 2* | **4** de aquis *del m 2* | **5** et difficultate ptysis illis *m 2* | **6** conamine *m 2* | **7** hydropes *m 2* | in itestinis *m 2* in testiculis *Kw* | **8** etate *m 2* | **9** ciuitate *m 2* | **10** positis *m 2* | **11** que intra *m 2* | **12** hortus solis et hibernos et que *m 2* | **16** tametsi *Kw* | intersint *m 2* | **17** aerem habent *m 2* | **19** odores *m 2* | molles *m 2* | ciuitate *m 2* | **20** p. emergens *m 2* | **21** bone *m 2* | **22** et *del m 2* | alibi *Kw* | **26** similantur *m 2* | Sic *m 2* | ciuitas. uerno tempore est circa *m 2* | **28** fieri firmiores sunt his *m 2* | c. nascentibus *Kw* | ciuitatibus homines quam que ad *m 2* | **29** conuerse *m 2* | pregnantes *m 2* | **31** et *del m 2* | tegimentum *Kw* | **32** calidi *m 2* | frigidi *m 2* | **33** positione *m 2*

---

31 γεν. *II B* | **32** τὰ *om A* | ἀεριχ. *A* ἀριχ. *Koraes* | **34** αὐτέησιν *I II B* |

τον μὲν γὰρ τὰ ὕδατα οὐ λαμπρά· αἴτιον δὲ ὅτι ὁ ἠὴρ τὸ
ἑωθινὸν κατέχει· ὡς ἐπὶ τὸ πολύ· ὅστις τῷ ὕδατι ἐγκατα-
μιγνύμενος τὸ λαμπρὸν ἀφανίζει· ὁ γὰρ ἥλιος πρὶν ἄνω ἀρ-
θῆναι οὐκ ἐπιλάμπει· τοῦ δὲ θέρεος· ἕωθεν μὲν αὖραι ψυ-
χραὶ πνέουσι καὶ δρόσοι πίπτουσι· τὸ δὲ λοιπὸν ἥλιος ἐγκατα-
δύνων· ὥστε μάλιστα διέψει τοὺς ἀνθρώπους· διὸ καὶ ἀχρόους
τὲ εἰκὸς εἶναι, καὶ ἀρρωστοῦσι· τῶν τε νοσευμάτων πάντων
μετέχειν μέρος τῶν προειρημένων· οὐδὲν αὐτέοις ἀποκέκριται·
βαρυφώνους τὲ εἰκὸς εἶναι καὶ βραγχώδεας διὰ τὸν ἠέρα ὅτι
ἀκάθαρτος ὡς ἐπὶ τὸ πουλὺ αὐτόθι γίγνεται καὶ νοσώδης·
f. 62v οὔτε γὰρ ὑπὸ τῶν βορείων ἐκκρίνεται σφόδρα· || οὐ γὰρ προσ-
έχουσι τὰ πνεύματα· ἃ τὲ προσέχουσιν αὐταίησι καὶ πρόσ-
κεινται, ὑδατεινότατά ἐστιν· ἐπεὶ τὰ ἐπὶ τῆς ἑσπέρης πνεύματα
ἔοικεν εἴ τε μεθοπώρῳ· μάλιστα ἡ θέσις ἡ τοιαύτη τῆς πό-
ληος· κατὰ τάς τε ἡμέρης μεταβολάς· ὅτι πολὺ τὸ μέσον
7 γίγνεται· τοῦ τε ἑωθινοῦ καὶ τοῦ πρὸς τὴν δείλην· Περὶ μὲν
πνευμάτων· ἅ τέ ἐστιν ἐπιτήδεια καὶ ἀνεπιτήδεια ὧδε ἔχει·
περὶ δὲ τῶν λοιπῶν ὑδάτων βούλομαι διηγήσασθαι· ἅ τέ ἐστι
νοσώδεα καὶ ἃ ὑγιεινότατα· καὶ ὁκόσα ἀφ᾽ ὕδατος κακὰ εἰκὸς
γίγνεσθαι καὶ ὅσα ἀγαθά· πλεῖστον γὰρ μέρος ξυμβάλλεται
ἐς τὴν ὑγἴείην· ὁκόσα μὲν οὖν ἐστιν ἑλώδεα καὶ στάσιμα καὶ
λιμναῖα· ταῦτα ἀνάγκη τοῦ μὲν θέρους εἶναι θερμὰ καὶ παχέα
καὶ ὀδμὴν ἔχοντα· ἅτε οὐκ ἀπόρρυτα ἐόντα· ἀλλὰ τοῦ τε
ὀμβρίου ὕδατος ἐπιτρεφομένου αἰεὶ νέου· τοῦ τε ἡλίου καίον-
τος, ἀνάγκη ἄχροά τε εἶναι καὶ πονηρὰ καὶ χολώδεα· τοῦ
δὲ χειμῶνος, παγετώδεά τε καὶ ψυχρὰ καὶ τεθολωμένα· ὑπό
τε χιόνος καὶ παγετῶν· ὥστε φλεγματωδέστατα εἶναι καὶ
βραγχωδέστατα· τοῖσι δὲ πίνουσι· σπλῆνας μὲν ἀεὶ μεγάλους
εἶναι καὶ μεμυωμένους· καὶ τὰς γαστέρας, σκληράς τε καὶ
λεπτὰς καὶ θερμάς· τοὺς δὲ ὤμους καὶ τὰς κληῗδας καὶ τὸ
πρόσωπον, καταλελεπτῦσθαι· ἐς γὰρ τὸν σπλῆνα αἱ σάρκες
ξυγτήκονται διότι ἰσχνοί εἰσιν· ἐδωδούς τε εἶναι τοὺς τοιου-
τέους καὶ διψηρούς τάς τε κοιλίας ξηροτάτας τὲ καὶ τὰς
ἄνω καὶ τὰς κάτω ἔχειν· ὥστε τῶν φαρμάκων ἰσχυρο-
τέρων δεῖσθαι· τοῦτο μὲν τὸ νόσημα αὐτέοισι ξύντροφόν ἐστι
καὶ θέρεος καὶ χειμῶνος· πρὸς δὲ τουτέοισιν οἱ ὕδρωπές τε

2 ἑωθινὸν *II B* | τατέχει *P* | 4 ἕωθεν *II B* | 5 πνεύουσι *II B* | ἐγκαταδύνει *A* | 6 ὡς τὰ *A* | διεψεῖν *A* | ἀχρόνους *M I* | 7 ἀῤῥώστους *II* ἀῤῥωστούς *B* | τῷ τε *A* | 8 οὐδὲν γὰρ αὐτέοις *II B* | 10 πολὺ *B* | 12 ἅ τε] οὐδὲ *A* | προσίσχουσι *A* | αὐτέησιν *I* αὐτέοισι *II B* | πρὸς αὐτὰ κεῖνται *A* | 13 ἐπὶ] ἀπὸ *B* | 14 ἔοικέ τε *A* | 15 τε] τῆς *B* | 16 ἑωθινοῦ *I B* | 21 ἐλώδεα *B* | 22 θέρεος *B* | 23 ὀγδμήν *I* | ἔχοντα ἀνάγκη, ἅτε *A* | 24 ἐπιφερομένου *A* | 25 ἀνάγκη *om B* | 27 φλ. καὶ βρ. εἶναι *B* | 28 αἰεὶ *II B* | 31 καταλ. καὶ κατασχάνθαι *A* | 32 ξυντήκονται *P I II B* | 33 ξηρ. καὶ *Koraes* |

Primo enim aque non limpide. causa est aeris quoniam matutinum retinet diutissime quos aque mixtum || limpidum f. 17[v] eius exterminat. sol enim prius quam in alto se tollat non fulget estus: Matutinum autem aura et frigida et flante et rores inruunt reliquum uero sol occidet ut magis constringat homines propter quod sine colerie uidentur esse et inbecilliores: Morborum autem omnium supra dictorum retinere et nihil eorum priuati graui uoces esse et infirmis propter aerem quoniam limpidum non est. plerumque hic innascitur et austrinus. Neque enim ad septem trionem cedat nimie. non enim attendunt illis qui adiacet aquis austris hii sunt qui ad uespera flatus similes est autumno maxime positio tales ciuitates secundum die inmutationis quoniam multum medium fit matutini et uespertini. De flatibus qui sunt apti et qui 7 non ita se habeant: De aquis autem uolo disputare que sunt morbida et salubres. et que ex aquis uidentur mala accidere. et quanta bona maxime enim parte confert ad salutem. Et quecumque sunt stagnosa et paludestris. et locum manantes hec neces||se est estate quidem calides et pinguis et odorate f. 18[r] quasi que non sunt fluentes sed pluuialem aquam influentem frequenter nouum. sole autem ruentem necesse est mali colores sit et pessima et catholania Aque autem graciles et frigida et turbulenta de niue et gluttantur et fleumatica sit et raucos constituens bibentes eas. Splenes autem semper grandis et insanies conuersos esse et uentres duros et tenues et perfidos. humeros uero et iugulos et uultum extenuari. sed et macilentos efficit: In splene enim carnes soluuntur propter quod et macilenti fiunt. Voraces autem esse et sitientes huius modi uentres autem durissimos et superiores et inferiores habere et que medicaminum fortissimorum indigeant: Istum etenim morbum eis cognitum esse et estate. estate et

---

2 ros tinet *m 2* | quem *m 2* quod *Kw* | **4** istis. Matutina *m 2* | frigida flante. rores *m 2* | aurae frigidae flant et *Kw* | **5** reliquum uero est ut sol occidens magis *m 2* | **6** colore *m 2* | **7** dictorum copiam retinere *m 2* | **8** priuatim *m 2* priuari *Kw* | graues *m 2* | infirmi sunt *m 2* | **9** limpidus *m 2* | **10** cedant *m 2* | **11** adtingunt *m 2* | adiacent *m 2* | aquis *del m 2* | **12** uesperam *m 2* | sunt *m 2* | talis ciuitatis *m 2* | **13** diem *m 2* | inmutatur omnis *m 2* | **15** habent *m 2* | **16** morbidae *m 2* | **17** maxima *m 2* | maximam e. partem *Kw* | **18** stagnosae *m 2* | paludestres *m 2* | loco manentes *m 2* | **19** he *m 2* | calide sint et pingues *m 2* | **20** sed et *m 2* | pluuiali aqua influente fr. noua *Kw* | **21** recipiunt nouam *m 2* | ruente *m 2* urente *Kw* | coloris sint *m 2* | **22** pessimi *m 2* | Aqua *m 2* | gracilis *m 2* glaciales *Kw* | frigidae et turbulentae *Kw* | **23** gluttinatur *m 2*: *cf p 21,5* | **24** constituit *m 2* | eam *m 2* | grandes *m 2* | **25** feruidos *Kw* | **31** cognatum *Kw* | et estate *del m 2*

καὶ πλεῖστοι γίνονται καὶ θανατωδέστατοι· τοῦ γὰρ θέρεος δυσεντερίαι τὲ πολλαὶ ἐμπίπτουσι καὶ διάρροιαι· καὶ πυρετοὶ τεταρταῖοι πολυχρόνιοι· ταῦτα δὲ τὰ νοσεύματα μηκυνθεῦντα, τὰς τοιαύτας φύσηας ἐς ὕδρωπας καθίστησι· καὶ ἀποκτείνει· Ταῦτα μὲν αὐτέοισι τοῦ θέρεος γίγνεται· τοῦ δὲ χειμῶνος· τοῖσι νεωτέροισι μὲν περιπνευμονίαι τὲ καὶ μανιώδη νοσεύματα· τοῖσι δὲ πρεσβυτέροισι, καῦσοι· διὰ τὴν τῆς κοιλίης σκληρότητα· τῆσι δὲ γυναιξὶν, οἰδήματα ἐγγίγνεται· καὶ φλέγμα λευκόν· καὶ ἐν γαστρὶ ἴσχουσι μόλις· καὶ τίκτουσι χαλεπῶς μεγάλα τὲ τὰ ἔμβρυα καὶ οἰδέοντα· ἔπειτα ἐν τῆσι τροφῆσι φθινώδεά τε καὶ πονηρὰ γίγνεται· ἥ τε κάθαρσις τῆσι γυναιξὶν οὐκ ἐπιγίνεται χρηστὴ μετὰ τὸν τόκον· τοῖσι δὲ παιδίοισι, κῆλαι ἐπιγίγνονται· μάλιστα καὶ τοῖσιν ἀνδρᾶσι κιρσοὶ καὶ ἕλκεα ἐν τῆσι κνήμησιν· ὥς τε τὰς τοιαύτας φύσηας· οὐχ οἷόν τε μακροβίους εἶναι· ἀλλὰ προγηράσκειν τοῦ χρόνου τοῦ ἱκνευμένου· ἔτι δὲ αἱ γυναῖκες δοκεύουσιν ἔχειν ἐν γαστρὶ· καὶ ὁκόταν ὁ τόκος ἦ, ἀφανίζεται τὸ πλήρωμα τῆς γαστρός· τοῦτο δὲ γίγνεται ὑπὸ ὑδέρου ὁκόταν ὑδρωπιήσωσιν αἱ ὑστέραι· τὰ μὲν τοιαῦτα ὕδατα νομίζω μοχθηρὰ εἶναι πρὸς ἅπαν χρῆμα· δεύτερα δὲ ὅσον εἴην αἱ πηγαὶ ἐκ πετρέων· σκληρὰ γὰρ ἀνάγκη εἶναι· ἢ εἴτε ὅκου θερμὰ ὕδατά ἐστιν, ἢ σίδηρος γίγνεται ἢ χαλκὸς· ἢ ἄργυρος ἢ χρυσὸς· ἢ θεῖον ἢ στυπτηρία· ἢ ἄσφαλτον ἢ νίτρον· ταῦτα γὰρ πάντα ὑπὸ βίης γίνονται τὸ θερμοῦ· οὐ τοίνυν ἐκ τοιαύτης γῆς ὕδατα ἀγαθα γίγνεται· ἀλλὰ σκληρά τε καὶ καυσώδεα· διουρέεται χαλεπὰ· καὶ πρὸς τὴν διαχώρησιν ἐναντία εἶναι· ἄριστα δὲ ὁκόσα ἐκ μετεώρων χωρίων ῥέει καὶ λόφων τεηρῶν· αὐτά τε γάρ ἐστι γλυκέα καὶ λευκὰ· καὶ τὸν οἶνον φέρειν ὀλίγον ὁκοῖα τέ ἐστι· τὸν δὲ χειμῶνα θερμὰ γίγνεται· τοῦ δὲ θέρους ψυχρὰ· οὕτω γὰρ ἂν εἴη ἐκ βαθυτάτων πηγέων· μάλιστα δὲ ἐπαινεῖν· ὧν τὰ ῥεύματα πρὸς τὰς ἀνατολὰς τοῦ ἡλίου ἐρρώγασι· καὶ μᾶλλον πρὸς τὰς θερινάς· ἀνάγκη γὰρ λαμπρότερα εἶναι καὶ εὐώδεα καὶ κοῦφα· ὁκόσα δέ ἐστιν ἁλυκὰ καὶ ἀτέραμνα καὶ σκληρὰ· τῶ μὲν πάντα πίνειν οὐκ ἀγαθά· εἰσὶ δ' ἔνιαι φύσηες καὶ νοσεύματα· εἰς ἃ ἐπιτήδειά ἐστι τὰ τοιαῦτα ὕδατα πινόμενα· περὶ ὧν φράσω αὐτίκα· ἔχει δὲ καὶ περὶ τουτέων, ὧδε· ὁκόσων μὲν αἱ πηγαὶ πρὸς τὰς ἀνατολὰς ἔχουσι, ταῦτα μὲν ἄριστα αὐτὰ ἑωυτέων ἐστί· δεύτερα δὲ τῶν, τὰ μεταξὺ
63r τῶν θερινῶν ἀνατολέων || ἐστὶ τοῦ ἡλίου καὶ δύσεων καὶ μᾶλλον

---

2 πυρετοί τε τετ. *II B* | **3** μηκυνθέντα *I II B* | **4** ἐς *om P* | **10** ἐν *ss B* | **12** κοῖλαι *I* | **13** μ. δὲ τ. *P* | **15** ἱκνευμένου *P B* | **16** δοκέουσιν *P I II B* | **17** ἀφανίζηται *II* | ὑπὸ ὑδέρου *om A* | **18** ὑδρωποιήσωσιν *I* | **19** πρὸς — **20** εἶναι *om I* | ὅσων εἶεν *II B* | **20** εἴτε] ἐκ γῆς *B A* | **21** ἢ χρυσὸς *om B* | **23** τοῦ *II B* | γῆς οἴονται ὕ. ἀ. γίνεσθαι *A* | **24** τε *om B* | διουρέεσθαι *A* | **26** γεηρῶν *II B* | **28** οἷά τε *II B* | τοῦ δὲ χειμῶνος

hieme cum his ydropes plurimi fiunt et mortificantes estate enim dyssinterie inruunt multe et diarrie et febres quartane multi temporis. Hec uero egritudines prolate ei huius modi nature in hydropis constituunt. Hieme autem iunioribus quidem dissinterias et madiones morbus. eorum autem senioribus causas propter uentris duritiam. Mulieribus uero inflationes || nasci et flegma album et difficile uterum accipiunt f. 18v et pariunt cum dolore grandia corpora et tumentia. deinde cibo thinodea et uilia efficiuntur. PVRGATIONES VERO MVLIERIBVS FIVNT inutiles post partum. Pueris uero haernee nascuntur sed et uiris uarices et uulnera tibus ita ut iste nature non possint esse longeues ad perueniri senectutis tempus adtritum. Adhuc mulieres putant se in utero habere et quando eis partus aduenerit. plenitudo uentris exterminatur: Hoc autem fit cum matrices hydropes fuerint. eius modi autem aquas pessimas esse arbitror ad omnem usus. secundo autem quarum sunt fontes petrosis duras enim has esse necesse est quam que sunt ex terra. ubi autem calide et dure aque sunt. Aut ferrum nascitur. aut ęramentum. aut argentum. aut aurum. aut sulphur. aut alumen. aut aspalatrum. aut nitrum: Hec enim de uim fiunt preualente igne. hii ergo putant de tali terra aquas optimas nasci. sed magis duras et insuauidiores et ad mixtionem pessimam et de uentris exitum contrarias esse: || [Verum ea quae in altis locis aqua siue ex puluerulentis exsurgit monticulis aliarum optima et saluberrima saporita clara nec multa uini commixtione indigens est, hieme calida, aestate frigida. Similiter quoque et illae quae a profundiusculo exsurgunt fonte. Quarum etiam melior ea quae ab ortu solis et maxime aestiuo tempore decurrit: alba, perspicua atque procul dubio odorifera est. Quae uero lenta est et grauis currere, ea sicca atque bibentibus nisi opus fuerit minime est iuuatiua: quibusdam enim naturis et aegritudinibus profutura uidetur. Aquae fontium secundum ortum solis orientis exsistentium omnium meliores sunt. Secundo uero eorum quicumque inter aestiualem ortum et hiemalem sunt: quorum

2 irruunt *m 2* | **3** He *m 2* | inlate *m 2* | ei *del m 2* | **4** nature hydropem *m 2* | **5** madidiores *m 2* maniodes *Kw* | morbos *m 2* | **6** causas febris p. *m 2* | **7** difficilem *m 2* | **9** ciba *m 2* | **11** tibiis *m 2* | **12** longeue sed *m 2* | peruenire *m 2* preuenire *Kw* | adtributum *Kw* | **15** matricis *m 2* | **16** usum *m 2* | **17** petrosi *m 2* | duriores *m 2* | **21** de ui *m 2* | Non ergo *m 2* | **22** insuauiores *m 2* | **23** mictionem *Kw* | pessimas *m 2* | exitu *Kw* | **24** esse: Hoc idem *(p. 15,23) continuat P hiatu non indicato; uerba* Verum ea — locis *specimen praebent interpretationis recentioris*

II B | **30** ἐπαινέω *B A* | **32** ἁλικά· *I* | **33** τῷ] ταῦτα *Koraes* | πάντας *B* | **34** νοσήματα *I* | **35** καὶ *om B* | **37** τῶν *del Littré* |

τὰ πρὸς τὰς ἀνατολάς· τρίτα δὲ τὰ μεταξὺ τῶν δυσμέων τῶν θερινῶν καὶ τῶν χειμερινῶν· φαυλότατα δὲ τὰ πρὸς τὸν νότον· τὰ μεταξὺ θερινῆς ἀνατολῆς καὶ δύσηος· καὶ ταῦτα· τοῖσι μὲν νοτίοισι πάνυ πονηρά· τοῖσι δὲ βορέοισιν ἀμείνω· τουτέοισι δὲ πρέπει ὧδε χρέεσθαι· ὅστις μὲν ὑγϊαίνει τε καὶ ἔρρωται, μηδὲν διακρίνειν· ἀλλὰ πίνειν αἰεὶ τὸ παρεόν· ὅστις δὲ νούσου εἵνεκα βούλεται τὸ ἐπιτηδειότατον πίνειν· ὧδε ἂν ποιέων μάλιστα τυγχάνοι τῆς ὑγιείης· ὁκόσων μὲν αἱ κοιλίαι σκληραί εἰσι· καὶ ξυγκαίειν ἀγαθαὶ εἶναι, τουτέοισι μὲν τὰ γλυκύτατα ξυμφέρει καὶ κουφότατα καὶ λαμπρότατα· ὁκόσων δὲ μάλα καὶ αἱ νηδύες καὶ ὑγραὶ εἰσὶ καὶ φλεγματώδεες, ταύτησι δὲ τὰ σκληρότατα καὶ ἀτεραμνότατα καὶ τὰ ὑφαλικά· οὕτως γὰρ ἂν ξηραίνοιτο μάλιστα· ὁκόσα γὰρ ὕδατα ἐστὶν ἕψειν ἄριστα· καὶ τὰ κερεώτατα [αι] ταῦτα καὶ τὴν κοιλίην· διαλύειν εἰκὸς μάλιστα καὶ διατήκειν· ὁκόσα δέ ἐστιν ἀτέραμνα καὶ σκληρὰ καὶ ἥκιστα ἕψειν ἀγαθά, ταῦτά δε ξυνίστησϊ μᾶλλον τὰς κοιλίας καὶ ξηραίνει· ἀλλὰ γὰρ ψευσάμενοι εἰσὶν οἱ ἄνθρωποι τῶν ἁλμυρῶν ὑδάτων πέρι δι' ἀπειρίην· καὶ ὅτι νομίζεται διαχωρητικὰ εἶναι τὰ ἁλυκά· τὰ δὲ ἐναντιώτατά ἐστι πρὸς τὴν διαχώρησιν· ἀτέραμνα γὰρ καὶ ἀνέψανα· ὥστε καὶ
8 τὴν κοιλίην ὑπ' αὐτῶν στύφεσθαι μᾶλλον ἢ τήκεσθαι· Καὶ περὶ μὲν τῶν πηγαίων ὑδάτων ὧδε ἔχει· περὶ δὲ τῶν ὀμβρίων καὶ ὁκόσα ἀπὸ χιόνος, φράσω ὅκως ἔχει· τὰ μὲν ὄμβρια κουφότατα καὶ γλυκύτατά ἐστι καὶ λεπτότατα καὶ λαμπρότατα· τήν τε γὰρ ἀρχὴν ὁ ἥλιος· ἀνάγει καὶ ἀναρπάζει τοῦ ὕδατος· τό τε λεπτότατον καὶ κουφότατον· δῆλον δὲ αἱ ἅλες ποιέουσι· τὸ μὲν γὰρ ἁλμυρὸν λείπεται αὐτέου ὑπὸ παχέος καὶ βαρέος· καὶ γίγνεται ἅλες· τὸ δὲ λεπτότατον, ὁ ἥλιος ἀναρπάζει ὑπὸ κουφότητος· ἀνάγει δὲ τὸ τοιοῦτο οὐκ ἀπὸ τῶν ὑδάτων μόνον τῶν λιμναίων· ἀλλὰ καὶ ἀπὸ τῆς θαλάσσης· καὶ ἐξ ἁπάντων ἐν ὁκόσοισιν ὑγρὸν τί ἐστιν· ἔνεστι δὲ ἐν παντὶ χρήματι· καὶ ἐξ αὐτέων τῶν ἀνθρώπων· ἄγει τὸ λεπτότατον τῆς ἰκμάδος· καὶ κουφότατον· τεκμήριον δὲ μέγιστον ὅταν ἄνθρωπος ἐν ἡλίῳ βαδίζῃ ἢ καθίζῃ ἱμάτιον ἔχων· ὁκόσα μὲν τοῦ χρωτὸς ὁ ἥλιος ἐφορᾷ, οὐχ ἱδρώη ἄν· ὁ γὰρ ἥλιος ἀναρπάζει τὸ προφαινόμενον τοῦ ἱδρῶτος· ὁκόσα δὲ ὑπὸ τοῦ ἱματίου ἐσκέπασται· ἢ ὑπ' ἄλλου του, ἱδροῖ· ἐξάγεται μὲν γὰρ ὑπὸ τοῦ ἡλίου καὶ βιάζεται· σώζεται δὲ ὑπὸ τῆς σκέπης· ὥστε μὴ ἀφανίζεσθαι ὑπὸ τοῦ ἡλίου·

3 καὶ τὰ μ. *II* | θερ.] χειμερινῆς *B* τῆς χειμερινῆς *A* | **7** εἵνεκα *B* | **8** τυγχάνει *P* | **9** εἶναι *om A* | **11** μαλακαὶ *P B* μάλα καὶ *pro* μάλι καὶ *I* μαλθακαὶ *II A* | **12** ταύτοισι *II* | **13** οὗτος *I* οὗτω *II B* | **14** ἕψειν *II* | τὰ καιρεώτατα *P II* τὰ κεραιώτατα *I* τακερώτατα *B A* | **16** ἕψειν *II B* | ἐψανά, ταῦτα *A* | μάλιστα κοιλίας *A* | **17** ἐψευσμένοι *A* | **18** περὶ *II* | **19** εἶναι τὰ ἁ. *om II B* | **22** πηγέων *II B* | **23** μὲν οὖν ὅ.

etiam meliores sunt orientis ortui pertinentes. Postea uero quae inter occasum aestiualem sunt et hiemalem. Sed et earum omnium peiores meridianae sunt inter hiemalem ortum et hiemalem occasum exsistentium. Illae quae in septentrionis parte sunt aliis meliores. Quarum illas quae currunt quisquis sanus fuerit et fortis bibere sine timore potest: de quibus nimirum, si cui aegrotanti bibere opus fuerit, illa quae suae aegritudini conueniat eligenda est. Quod si fecerit, non deuiat a salute. Ventrem durum habentem aqua saporita leuis et clara iuuat: mollem uero unctuosum atque flegmaticum dura ac tarda digeri atque salsa. Omnis aqua cita digeri uentrem facit mollem atque humidum. Tarda autem et dura calefacit atque constringit. Praue autem intelligunt palamque delinquunt, qui per aquam salsam uentrem mollire ex suae scientiae prauitate existimant. Illa autem contra solutionem est. Quia enim dura est et tarde digeritur, uentrem desiccat potius quam humidum reddit. Aquae pluuiales leues et saporitae ac luci- 8 dissimae sunt. Primo namque sol ab aquis quod subtilius ac leuius est attrahendo assumit. Quod inde deprehendimus, quia id quod graue et salsum fuerit in suo modo remanere uidemus. Sed sol quod leuius et subtilius est non solum de fluminibus attrahit sed etiam de maribus et quibuscumque humidis locis.] || Hoc idem de aquis tantummodo paludestribus sed et f. 19r mari et aliis omnibus in quibus humor est enim in omni re et ex his omnibus semper quod facilius et tenuissimum est humoris et leuius rapit. Ad enim cum sparsa fuerit et eleuata circumfertur et cum miscetur in aerem quod turbulentum est eius et noctes similis separatur. etatem erget et efficitur ut nebula. limpidum uero eius et leuius exemplum enim maximum est eius rei. Quando enim homo in sole ambulans uel sedens uestem habens quicumque sunt corporis in superficiem sol tangens rapit quod apparuit sudoris. Que autem subiecta sunt aut sub alia aut quecumque sudauerint. ducitur quidem a sole et non cogitur. saluatur autem tegmine. ita ut non consumatur a sole: Quando autem in umbra perrexerit om-

23 *pergit P: cf p 13,24* | idem intelligi potest de *m 2* | **24** est; est *m 2* | re humor et *m 2* | **25** hominibus *Kw* | **26** Ad enim — **29** leuius *repetuntur ex p 17,4—7* | rapit sol ad se hec cum *m 2* | fuerint *m 2* | circumferuntur et cummiscentur *m 2* | **28** nocti similius *m 2* | et emergit *m 2* | **29** leuius remanet e. e. tibi m. *m 2* | **30** ambulat uel sedet *m 2* | **31** quecumque *m 2* | superficie *m 2* | **32** rapit et quod *m 2* | *fort* sub tecta | **33** ala *m 2* | q. intus sudauerint tuta q. a s. sunt et *m 2* | **34** non *del Kw* | cogentur; saluantur *m 2* | **35** consumantur *m 2* | umbra quis p. omne *m 2*

II B | **24** καὶ γλ. *om A* | **26** οἱ *A* | **29** τοιοῦτον *I* | **35** αἰεὶ τὸ *A* | ὑδρῶτος *I* | **36** ἀλλού τινος *II* ἄλλου οὐχ *A* | **37** μὲν *om B* |

ὁκόταν δὲ εἰς σκιὴν ἀφίκηται· ἅπαν τὸ σῶμα ὁμοίως διίει· οὐ γὰρ ἔτι ὁ ἥλιος ἐπιλάμπει· διὰ ταῦτα δὲ καὶ σήπεται τῶν ὑδάτων τάχιστα ταῦτα καὶ ὀδμὴν ἴσχει πονηρὴν τὸ ὄμβριον· ὅτι ἀπὸ πλείστων ξυνῆκται καὶ συμμέμικται· ὥστε σήπεσθαι τάχιστα· Ἔτι δὲ πρὸς τουτέοισιν ἐπειδὰν ἁρπασθῇ καὶ μετεωρισθῇ περιφερόμενον καὶ καταμεμιγμένον ἐς τὸν ἠέρα, τὸ μὲν θολερὸν αὐτέου καὶ νυκτοειδὲς, ἐκκρίνεται καὶ ἐξίσταται καὶ γίνεται ἠὴρ καὶ ὁμίχλη· τὸ δὲ λαμπρότατον καὶ κουφότατον αὐτέου· λείπεται καὶ γλυκαίνεται ὑπὸ τοῦ ἡλίου καιόμενόν τε καὶ ἑψόμενον· γίγνεται δὲ καὶ τἆλλα πάντα τὰ ἑψόμενα αἰεὶ γλυκέα· ἕως μὲν οὖν διεσκεδασμένον ᾖ καὶ μήπω ξυνεστήκει, φέρεται μετέωρον· ὁκόταν δέ κου ἀθροισθῇ καὶ ξυνστραφῇ ἐς τὸ αὐτὸ ὑπὸ ἀνέμων ἀλλήλοισιν ἐναντιωθέντων ἐξαίφνης, τότε καταρρήγνυται ᾗ ἂν τύχῃ πλεῖστον ξυνστραφέν· τότε γὰρ ἐοικὸς τοῦτο μᾶλλον γίγνεται· ὁκόταν τὰ νέφεα· μὴ ὑπὸ ἀνέμου στάσιν ἔχοντος ὡρμημένα ἐόντα καὶ χωρέοντα ἐξαίφνης ἀντικόψῃ πνεῦμα ἐναντίον καὶ ἕτερα νέφεα, ἐνταῦθα μὲν πρῶτον αὐτέου ξυστρέφεται· τὰ δὲ ὄπισθεν ἐπιφέρεταί τε· καὶ οὕτω παχύνεται καὶ μελαίνεται καὶ ξυστρέφεται ἐς τὸ αὐτὸ· καὶ ὑπὸ βαρέος καταρρήγνυται· καὶ ὄμβροι γίνονται· ταῦτα μέν ἐστιν ἄριστα κατὰ τὸ εἰκὸς· δεῖται δὲ ἀφέψεσθαι καὶ ἀποσήπεσθαι· εἰ δὲ μὴ, ὀδμὴν ἴσχει πονηρὴν· καὶ βράγχος καὶ βαρυφωνίην τοῖς πίνουσι προΐστασθαι· τὰ δὲ ἀπὸ χιόνος καὶ κρυστάλων, πονηρὰ πάντα· ὁκόταν γὰρ ἅπαξ παγῇ, οὐκ ἔτι ἐς τὴν ἀρχαίην φύσιν καθίσταται· ἀλλὰ τὸ μὲν αὐ-
63r τέου λαμπρὸν καὶ κοῦφον || καὶ γλυκὺ ἐκκρίνεται καὶ ἀφανίζεται· τὸ δὲ θολωδέστατον καὶ σταθμωδέστατον, λείπεται· γνοίης δ' ἂν ὧδε· εἰ γὰρ βούλει ὅταν οἱ χειμῶνες· ἀγγεῖον μέτρῳ ἐγχέας ὕδωρ, θεῖναι ἐς τὴν αἰθρίην ἵνα πήξηται μάλιστα· ἔπειτα τῇ ὑστεραίῃ εἰσενεγκὼν εἰς ἀλέαν· ὅπου χα-

---

1 ἐς *II* | εἰδείῃ *A* ἰδίει *Heringa ex Erotiano* | **2** δὲ *om P* | μάλιστα τῶν *A* | **3** πονηρὰν *B* | **5** ἀναρπασθῇ *Koraes* | καὶ μετ. *om A* | **8** ὀμίχλη *P* | λαμπρ.] λεπτότατον *II* | **10** ἑψόμενον *II B* | **11** ἑψόμενα *I II B* | γλυκύτερα *A* | διεσκεδαμένον *P* | **12** ξυνεστήκῃ *A* | κου] ἅπαν *A* | **14** ἢ *I* | ξυστραφέν *P II B* | **15** ἐεικὸς *II* | γίνεσθαι *A* | **17** ἐνταῦθα τὰ *A* ἐνταῦθα τὸ *Ermerins* | **22** ἀποσήθεσθαι *Foes* | βράγχος καὶ βῆχες καὶ βαρυφωνίην *B* βράγχοι καὶ βῆχες καὶ βαρυφωνίη *A* | **23** προσίστασθαι *Littré* | **24** κρυστάλλων *P II B* | **26** ἐκπήγνυται *A* | **27** τὸ *om I* | **28** ὅταν χειμὼν εἰς *A* ὅταν ᾖ χειμών, ἐς *Koraes* | **29** αἴθρην *I* | πήξεται *II* | **30** ἁλέαν *I* |

nem corpus simile est semper. Non enim adhuc fulget sol eiusmodi facile exterminatur aque. Et quecumque odorem firmissimum habent pluuiales ex plurimis conexa est et conmixta ita ut ipsa corrumpi facile possit. Ad enim cum sparsa fuerit et eleuata circumfertur et commiscetur in aerem quod turbulentum esse eius et nocti similis efferatur emergit et efficitur aer. et nebula limpidum enim || eius remanet [f. 19] et indulcatur a sole calefactum et coctum iugiter. Dulciora autem et cetera omnia que coguntur. fiunt quo usque ergo dispersum fuerit et nec dum fuerit in altum: Quando autem collectum fuerit et coagolatum in unum de uentis inuicem contra euntibus. Repente tunc disrumpitur ubi uenerit primum quam gulatum. tunc enim uidebitur fieri maxime, quando nubes de uento concursum habentes concurrunt et alibi accidentes repente conueniens flatus contrarius et alie nubes. tunc quidam priores conglobantur et terre fiunt et in se conglota est de pondere disrumpitur et imbres fiunt. hec sunt optime sicut mihi uidentur Oportet autem cocere et demutare. sin minus odorem habebit malignum et raucitudinem et graui uoces uibentibus efficitur: Que autem de nubibus et glaciebus omnia noxia. quando enim semel legauerit non ad pristinam naturam reuertitur sed aliquid eius limpidum et leue et dulce gelatie exterminatur. quod autem turbulentum est et graue residet. intellegis autem hinc enim si uolueris || probare cum fuerit hiemps. Mensura aqua et [f. 20r] mitte in uas et pones ea aqua sub diuo et leget maxime. Deinde sequenti inferes in locum calidum ubi maxime soluatur

2 exterminantur *m 2* | **3** Pluuiales e. p. conexae sunt et conmixtae i. u. ipsae c. f. possint *m 2* | **4—7** *cf p 15, 26—29* | **4** Aqua enim *m 2* | **6** esse] est *m 2* | effertur et emergit et *m 2* | **7** eius et leuius r. *Kw* | **9** et terra *m 2* | coquuntur *Kw* | coguntur fiunt. quousque disp. *m 2* | **10** f. liquidum f. in *m 2* | **12** dir. ubicumque u. prius quam sit coagulatum *m 2* | **13** plurimum coagulatum *Kw* | hoc tunc uid. *m 2* | **15** alius accedit *m 2* | contraueniens *m 2* | **16** quidem *m 2* | et atrae fiunt *Kw: sed cf CGloss 7, 343* | **17** conglotae sunt et *m 2* conglobata est et *Kw* | de p. *pergit A: cf p 5, 20* | disrumpuntur *m 2* erumpuntur *A* | ruunt *A* | he *m 2* | **18** optima *A* | uidetur *m 2 A* | conquiescere *m 2 A* | **19** demutari *m 2: fort* demucare | raucedinem *A* | **20** graues *m 2 A* | bibentibus *m 2 A* | efficit *m 2* efficiuntur *A* | Q. a. aquae de *m 2* | niuibus *Kw* | **21** gl. sunt omnis sunt noxiae *m 2* | noxia sunt *A* | congelauerint *ex* coagulauerint *m 2* gelauerit. iam *A* | **22** reuertuntur *m 2* | sed quicquid in eis l. *m 2* | **23** ac dulce *A* | fuerit; glatie ext. *m 2* gelat et ext. *A* | **24** resedit. Intelleges *A* | hoc esse si u. *m 2* hinc. Si enim u. *A* | **25** probare *om A* | aquam *m 2* | **26** pone eam aquam *m 2* | hiemps. in uas (*ex* ianuas) mensuram infundens aque. pones sub d. *A* | ut gelegetur (*uoluit* geletur) *m 2* ut gelet *A* | **27** sequenti die *m 2* | in *in mg add A* | resoluat *A*

λάσει μάλιστα ὁ παγετός· ὁκόταν δὲ λυθῇ ἀναμετρεῖν τὸ ὕδωρ, εὑρήσεις ἔλασσον συχνῷ· τοῦτο τεκμήριον· ὅτι ὑπὸ τῆς πήξηος· ἀφανίζεται καὶ ἀναξηραίνεται τὸ κουφότατον καὶ λεπτότατον· οὐ γὰρ τὸ βαρύτατον καὶ παχύτατον· οὐ γὰρ ἂν δύναιτο· ταύτῃ οὖν νομίζω πονηρότατα ταῦτα τὰ ὕδατα· εἶναι τὰ ἀπὸ χιόνος καὶ κρυστάλλου· καὶ τὰ τουτέοισιν ἑπόμενα πρὸς

9 ἅπαντα χρήματα· Περὶ μὲν οὖν ὀμβρίων ὑδάτων· καὶ τῶν ἀπὸ χιόνος καὶ κρυστάλλων, οὕτως ἔχει· λιθιῶσι δὲ μάλιστα ἄνθρωποι· καὶ ὑπὸ νεφρίτιδων καὶ στραγγουρίης ἁλίσκονται καὶ ἰσχιάδων· καὶ κῆλαι γίνονται· ὅκου ὕδατα πίνουσι παντοδαπώτατα· καὶ ἀπὸ ποταμῶν μεγάλων εἰς οὓς ποταμοὺς ἕτεροι ἐμβάλλουσι καὶ ἀπὸ λίμνης· εἰς ἣν ῥεύματα πολλὰ καὶ παντοδαπὰ ἀφικνεῦνται· καὶ ὁκόσοι ὕδασιν ἐπακτοῖσι χρέονται διὰ μακροῦ ἀγομένοισι καὶ μὴ ἐκ βραχέος· οὐ γὰρ οἷόν τε ἕτερον ἑτέρῳ ἐοικέναι ὕδωρ· ἀλλὰ τὰ μὲν γλυκέα εἶναι· τὰ δὲ ἁλυκά τε καὶ στυπτηριώδεα· τὰ δὲ ἀπὸ θερμῶν ῥέειν· ξυμμισγόμενα δὲ ταῦτα ἐς ταυτὸν ἀλλήλοισι στασιάζει· καὶ κρατέειν ἀεὶ τὸ ἰσχυρότατον· ἰσχύει δὲ οὐκ ἀεὶ τωὐτὸ ἀλλὰ ἄλλοτε ἄλλο· καὶ τὰ πνεύματα· τῷ μὲν γὰρ βορέης τὴν ἰσχὺν παρέχεται· τῷ δὲ ὁ νότος· καὶ τῶν λοιπῶν πέρι· ὡυτὸς λόγος· ὑφίστασθαι οὖν τοῖσι τοιουτέοισιν ἀνάγκη ἐν τοῖς ἀγγείοις ἰλὺν καὶ ψάμμον· καὶ ἀπὸ τούτων πινευμένων τὰ νοσήματα γίνεται τὰ προειρημένα· ὅτι δὲ οὐχ ἅπασιν ἑξῆς, φράσω· ὁκόσων μὲν ἥ τε κοιλίη· εὔροός τε καὶ ὑγιηρής ἐστι· καὶ ἡ κύστϊς μὴ πυρετώδης· μὴ δὲ ὁ στόμαχος τῆς κύστηος· ξυμπέπρακται λίην· οὗτοι μέν, διουρεῦσι ῥηϊδίως· καὶ ἐν τῇ κύστει οὐδὲν ξυστρέφεται· ὁκόσων δὲ ἂν ἡ κοιλίη πυρετώδης ἡ ἀνάγκη καὶ

---

3 ἄνω ξηραίνεται *P* ἀναξηρένεται *II* | καὶ ἀναξηραίνεται *om B* | **4** *prius* γὰρ *om II B* | **5** πονηρώτατα *I* | **6** κρυστάλου *I* | **7** περὶ—ἔχει *om A* | **8** κρυστάλων *I* | **9** νεφριτίδων *M P II B* νεφρέτιδων *I* νεφρίτιδος *A* (*summarium* περὶ λιθιάσεως νεφρίτιδος τε καὶ στραγγουρίης *in marg II*) | **10** ἰσχιάδων *B* ἰσχιαδικοὶ *A* | κηλῖται *A* κηλῆται *Koraes* | **11** ποταμός *I* ποταμοὶ *Koraes* | **13** ὁκόσοισιν *II* | χρέονται *ex* χρέωνται *corr I* | **17** ταὐτὸν *P II B* | **18** κρατέει *P II B* | *prius* ἀεὶ] αἰεὶ *II B* | ταὐτό· *I* | ἀλλ' ἄλλοτε *II B* | **19** καὶ] κατὰ *Koraes* | γὰρ πρὸς βορέης *II* | **20** περὶ *P* | **21** τουτέοισιν *II* | εἰλῦν *M* εἰλύν *I* | **23** ἐξῆς *P* | **24** ὑγιηρή *Koraes* | ὑγιηρὴς ἔστι *P* | **25** ξυμπέφρακται *B A* ξυμπίμπραται *Zwinger* | **27** δ' ἂν *II* |

gelum: Cum autem resolutum fuerit remeties aqua inueniens aliquantum minus. hoc exemplum e congelationes exterminatur et siccatur quod leue est et tenuissimum. Neque enim quod graue est et spissius et exterminabitur non enim potest. Sic ergo puto noxiores huius modi aquas esse que niuibus e glaciebus et his similes ad omnem usum. De pluuialibus 9
ergo aquis et his que de nubibus et glaciebus ita se habent. Calculosi sunt maxime homines et nefretici et stranguria habent et sciatici et celeste et iornici fiunt. Vbi aquas bibunt multiplices et de fluminibus magnis in quibus alia flumina inmittunt. Et de palude in quo fluentia multa et diuersa pergunt et quicumque aquis indoctis utuntur. per longissimum tractum et non de proximu. Non enim potest alia alie non consimilare aqua sed quedam dulcia alia salsa et stiptirode alia autem de calidis fluens conmixta. Eadem inter necessitatem || altercantes et obtinere semper fortiore. f. 20v
ualet autem non id ipsum sed aliud aliquando secundum flatus. Huic enim boreas uires prestat. alie auster et de ceteris eadem ratio. consistit enim in huius modi aquis necesse est in uasis inesse sediminari. Nam ex his ergo uidetis et morbos istos fieri et que predicta sunt quia non omnibus deinceps dicam quibus ergo concauitatem flate et salubres sunt et uessicam non feruens neque meatus uessice angustatum ualde. Hii uero demittunt facile urinam et in uissicam nihil cogitur quibuscumque sinus feruentiores necesse

1 gelu *m 2 A* | solutum *A* | remetieris *m 2* remittens *A* | aquam *m 2 A* | et inuenies *m 2* inuenies *A* | **2** aliquantulum *A* | hoc enim exui cong. *m 2* hoc exemplo. quoniam de congelatione *A* | exterminata siccatur *A* | **3** leue eius est *A* | **4** sp. exterminari potest. sic enim potum noxiores *A* | **5** de niuibus *m 2* de nubibus *A* | **6** et *m 2 A* | sunt et *m 2* | ad *om A* | **7** niuibus *Kw* | sunt. ita *m 2 A* | habet *m 2* | **8** calculosi — habent *om A* | sunt autem m. *m 2* | strangurίam *m 2* | **9** h. ut sc. *A* | scelesti *m 2* celites *A* celete *Kw* | et idropici *m 2 om A* et herniosi *Kw: an* ἐντερικοί*?* | fiant *A* | multiplicis (is *ex* es) *A* | **10** inmittuntur *m 2 A* | **11** quam *m 2 A* | fluentiam *A* | **12** aquae *A* | indocti *m 2* inductis *A* | **13** proximo *m 2 A* | **14** alii *A* | non *om A* | consimilari *m 2 A* | dulcis *A* | **15** stiptica *m 2* stipteriodea (*ex* stript.) *A* | flant *A* | Conmixtae autem eaedem *m 2* Conmixte eadem *A* | **16** per *m 2* inter se *A* | altercantur *m 2* | et *om A* | *prius* obtinentur *dein* obtinere uim *m 2* | fortiores *m 2* fortiorem *A* | **17** ualent aut *m 2* | **18** flatus operantur *m 2* | alii *A* | de *om A* | **19** ratio constat. Etenim *A* | aquis; uarietas n. *m 2* | **20** sedimina; ex *m 2* deminuta renam. ex *A* sedimen et arenam; ex *Kw* | **21** bibentes *A* bibitis *Kw* | f. qui predicti *m 2* | dicta *A* | **22** omn.] de illis *m 2* | concauitates *m 2* concauitate *A* | et flatus *m 2* fluide *Kw: an* latae*?* | et *del m 2* | **23** et in *A* | uessica *m 2 A* | meatum habent uesice *m 2* meatum uessicae *A* | **24** uero *del m 2* ergo *A* | dimittunt *A* | et *om A* | **25** uissica *m 2* uessicam *A* | collegitur quibus aliquid s. *A* | feruentiores sunt n. *m 2* feruentior est n. *A*

τὴν κύστιν τὠυτὸ πάσχειν· ὁκόταν γὰρ θερμανθῇ μᾶλλον τῆς φύσηος· ἐφλήγμηνεν αὐτῆς ὁ στόμαχος· ὁκόταν δὲ ταῦτα πάθῃ τὸ οὖρον, οὐκ ἀφίησιν· ἀλλ' ἐν ἑωυτέῳ ξυνέψει καὶ συγκάει· καὶ τὸ μὲν λεπτότατον αὐτέου ἀποκρίνεται· καὶ τὸ καθαρώτατον, διεῖ καὶ ἐξουρέεται· τὸ δὲ παχύτατον καὶ θολωδέστατον, ξυστρέφεται καὶ συμπήγνυται· τὸ μὲν πρῶτον, μικρόν· ἔπειτα μεῖζον γίγνεται· κυλινδεύμενον γὰρ ὑπὸ τοῦ οὔρου· ὅτι ἂν ξυνίστηται παχὺ· ξυναρμόζει πρὸς ἑωυτό· καὶ οὕτως αὔξεταί τε καὶ πωροῦται· καὶ ὁκόταν οὐρέῃ, πρὸς τὸν στόμαχον τῆς κύστηος προσπίπτει ὑπὸ τοῦ οὔρου βϊαζόμενον· καὶ κωλύει οὐρέειν· καὶ ὀδύνην παρέχει ἰσχυρήν· ὥστε τὰ αἰδοῖα τρίβουσι καὶ ἕλκουσι τὰ παιδία τὰ λιθιῶντα· δοκέει γὰρ αὐτέοις τὸ αἴτιον ἐνταῦθα εἶναι τῆς οὐρήσηος· τεκμήριον δὲ ὅτι οὕτως ἔχει· τὸ γὰρ οὖρον λαμπρότατον οὐρέουσιν
f. 61r οἱ λιθιῶντες || ὅτι τὸ παχύτατον καὶ χολωδέστατον αὐτέου μένει καὶ συστρέφεται· τὰ μὲν πλεῖστα οὕτω λιθιᾷ· γίνεται δὲ πρὸς, καὶ ἀπὸ τοῦ γάλακτος· ἢν μὴ ὑγϊηρὸν ᾖ· ἀλλὰ θερμόν τε λίην καὶ χολῶδες· τὴν γὰρ κοιλίην διαθερμαίνει καὶ τὴν κύστιν· ὥστε τὸ οὖρον ξυγκαιόμενον ταῦτα πάσχειν· καὶ φημὶ ἄμεινον εἶναι τοῖς παιδίοισι τὸν οἶνον ὡς ἡδυρέστατον διδόναι· ἧσσον γὰρ τὰς φλέβας ξυγκαίει καὶ συναυαίνει· τοῖσι δὲ θήλεσιν αἰδοίου γίνονται ὁμοίως· οὐ γὰρ οὐρητὴρ βραχὺς ἐστιν ὁ τῆς κύστηος καὶ εὐρὺς ὥστε βϊάζεται τὸ οὖρον ῥηϊδίως· οὔ τε γὰρ τῇ χειρὶ τρίβει τὸ αἰδοῖον· ὥσπερ θαρσεῖς· οὔτε ἅπτεται τοῦ οὐρητῆρος· ἐς γὰρ τὰ αἰδοῖα ξυντέτρηνται· καὶ διότι οἱ οὐρητῆρες οὐκ εὐρεῖς· καὶ πίνουσι πλεῖον· ἢ οἱ
10 παῖδες· Περὶ μὲν οὖν τουτέων ὧδε ἔχει· ἢ ὅτϊ τουτέων ἐγ-

---

2 ἐφλήμμηνεν *P* ἐφλέγμηνεν *I A* | αὐτῇ *M* | **3** ἑωυτέῃ *A* | **4** μὲν *om A* | **5** δηεῖ *P* δϊίεῖ *II* | ἐξαιρέεται *P* | **7** ἔπειτα δὲ μ. *A* | **8** ἑωυτό *pro* ἑωυτῷ *corr I* | **9** οὐρέῃ *pro* οὐρέει *corr I* | **11** παρέχει *ex* παρέσχει *I* | **12** τὰ παιδία λιθιῶντα *P* | **15** *uerba* οἱ λιθιῶντες ὅτι τὸ παχύτατον *in codicibus non continua: cf p 47 sq* | θολωδέστατον *B A* | **16** ξυστρέφεται *B* | πρὸς] παισὶ *II* παισὶν *B* πόρος *A* | **18** τε καὶ λίην καὶ *I* | **20** ὑδηρέστατον *P* ὑδαρέστατον *II B A et in marg M* | **21** συναυαίνει] συνισχναίνει *A* | τοῖσσι *I* τῇσι *ex* τοῖσι *corr B* | **22** αἰδίου *P* αἰδοίοις *II* λίθοι οὐ *B A* | γ. οὐχ ὁμοίως· ὁ γὰρ *II* γίνονται. ὁ γὰρ *B* γίγνονται ὁμοίως. ὁ γὰρ *A* | **23** εὐρὺς *B* | βιάζεσθαι *van der Linden* | **24** θαρσεῖς] τὸ ἄρσεν *II B A* | **25** ξυντέτρ., οἱ δ' ἄνδρες οὐκ εὐθὺ τέτρηνται· καὶ διότι *B* ξυντέτρ., οἱ δὲ ἄνδρες οὐκ εὐθὺς τετήρηνται· καὶ διότι *A* | **26** οὐκ] εἰσὶν *II* | **27** παῖδες· καὶ περὶ *II* | ἢ—ἐγγύτατα *om II* |

est et uessica hoc pati: Quando enim concaluerit plura natura inferuescit cum ui eius meatu. quando passa fuerit urinam non dimittit. sed in se dequoque et inhuret quod tenuissimum eius et limpidas manat excluditur. Quod autem pinguis et turbulentius retinetur et condensatur et congluttatur. Et primo quidem at ubi maius fuerit factum uolutando de urina. Quodcumque residerit pinguis rapit se ipsum et sic increscit et lapis efficitur et quando urinam facit. ‖ ad meatum f. 21r
uissice inruet ab urina conpulsus. et perhibet officium. Vrine et dolorem prestat fortem ita ut ueretrum et extendant pueri qui litias inhabent uidentur enim eis origo in eodem esse urine. exemplum quod sic se habeant. VRINAM ENIM LIMPIDA HII FACIVNT QVONIAM quod pinguius et turbulentius remanet condensatur et plerumque sic litiasis efficit: Sit autem lapis et ledet non salubris et per uenis ualde et colericum uentrem enim incendit et uessica ita ut urina iam tensa hoc patiatur que ex causi dixi melius esse pueris uinum aquatissimum dari minus enim uenas inurit et congustat. feminis uero lapides non nascitur. Similiter uriticus enim prorsus breuitatem uissice grassior et latior est ita ut excludatur urina facillime. Neque enim manum adfrigat ueretrum sicut urineque extensus est canales urine in ueretro femineo enim patet in uiris uero non patet eo quod canales urine latus sit. et plurimum bibunt quam pueri. De his ergo sic **10**

---

1 uessicam *m 2* | quanto *m 2* | concaluerint *m 2 A* | plus a n. *m 2 A* | **2** tanto inf. *m 2* | cum ui] plus *m 2* | meatus *m 2 A* | Quod quando *m 2* | haec passa *A* | **3** dequoquit *m 2* de quoquent (*exp* n) *A* | et inurit *m 2 A* | quando *A* | **4** limpidius est *m 2* limpidissimum *A* | m. et excl. *m 2 A* | **5** pinguius *m 2 A* | est ret. *m 2 A* | conglutinatur *m 2 A*: *cf p 11, 23* | **6** Et *del m 2* | et qu. pr. modicum ubi m. factum fuerit *A* | uol. de urina *del m 2* | **7** resederit *m 2* | pinguius *m 2 A* | rapit et a se ipso *A* | ad se *Kw* | **9** uesice irruit *m 2* | inruitas urina *A* | prohibet *m 2 A* | **10** uer. frecit et extendat. Pueri *A* | fricent et extendant *Kw* | et *del m 2* | **11** lithiasin h. *m 2* lytiasin id est cauculum h. *A* | uidetur *m 2 A* | in *om A* | eadem e. urina *m 2* | **12** si se habeat *A* | **13** limpidam *A* | **14** r.] est rem. et *m 2* eiusdem *A* | lythiasis *A* | **15** efficitur *m 2 A* | Si *m 2* Fit *A* | lapis est. ledit nec salubris est et et colericum *m 2* lapis et de lacte si non salubrem et feruens ualde cholericum *A* | **16** enim *del m 2* | uessicam *m 2 A* | **17** iam t.] incessa *ex* incensa *A* | quod ex causis *m 2* quae ex causa *A* qua ex causa *Kw* | esse solet p. *m 2* | **18** dari *ex* dare *A* | inutrit *m 2* | **19** coangustat *m 2* | nascuntur *m 2 A* | **20** canalis *m 2* porus *A*: *cf CGloss 7, 110* | br. *del m 2* grauitate *A* | uisice *m 2* uessicae *A* | grossior *m 2* crassior *A* | **21** manu *m 2* | adfrigit *m 2* adfricat *A* | **22** ueretrum *om A* | sicut *del m 2* uir neque *A* | ext. canalis *m 2* ext. et canalis *A* | urine *del m 2* | **23** femineo *om A* | enim *del m 2* | patit *A* | in uiris—patet *om A* | eo] et *A* | canalis *m 2 A* | **24** u. non latus *m 2* | bibant *A* | sic *om A*

γύτατα· περὶ δ' ἐτῶν, ὧδε ἄν τις ἐνθυμεύμενος διαγϊγνώσκη· ὁκοῖόν τι μέλλοι ἔσεσθαι τὸ ἔτεος· εἴτε νοσερὸν· εἴτε ὑγιηρὸν· ἢν μὲν γὰρ κατὰ λόγον γίνηται τὰ σημεῖα ἐπὶ τοῖς ἄστροισι· δύνουσί τε καὶ ἐπιτέλλουσιν· ἔν τε τῶ μετοπώρω ὕδατα γένηται· καὶ ὁ χειμὼν μέτριος· καὶ μήτε λίην εὔδιος· μήτε ὑπερβάλλων τὸν καιρὸν τῶ ψύχει· ἔν τε τῶ ἦρι ὕδατα γένηται ὡραῖα καὶ ἐν τῶ θέρει, οὕτω τὸ ἔτος ὑγιεινότατον εἰκὸς εἶναι· ἢν δὲ ὁ μὲν χειμὼν αὐχμηρὸς καὶ βόρειος γένηται· τὸ δὲ ἦρ ἔφομβρον καὶ νότειον, ἀνάγκη τὸ θέρος πυρετῶδες γίνεσθαι· καὶ ὀφθαλμίας ἐμποιεῖν· ὁκόταν γὰρ τὸ πνίγος ἐπιγένηται ἐξαίφνης· τῆς τε γῆς ὑγρῆς ἐούσης ὑπὸ τῶν ὄμβρων τῶν ἐαρινῶν καὶ ὑπὸ τοῦ νότου, ἀνάγκη διάπλοόν τε καῦμα εἶναι· ἀπό τε τῆς γῆς διαβρόχου ἐούσης καὶ θερμῆς· καὶ ὑπὸ τοῦ ἡλίου καίοντος· τῶν τε κοιλιῶν μὴ ξυνεστηκουσῶν τοῖς ἀνθρώποις· μήτε τοῦ ἐγκεφάλου ἀνεξηρασμένου· οὐ γὰρ οἷόν τε τοῦ ἦρος τοιουτέου ὄντος· μὴ οὐ πλαδᾶν τὸ σῶμα καὶ τὴν σάρκα· ὥστε τοὺς πυρετοὺς ἐπιπίπτειν ὀξυτάτους ἅπασι· μάλιστα δὲ τοῖσι φλεγματίῃσι· τὰς δυσεντερίας εἰκός ἐστι γίγνεσθαι· καὶ τῇσι γυναιξὶ καὶ τοῖς εἴδεσι τοῖς ὑγροτάτοισι· καὶ ἢν μὲν ἐπὶ κυνὸς ἐπιτολῇ ὕδωρ ἐπιγένηται καὶ χειμὼν καὶ οἱ ἐτησίαι πνεύσωσιν, ἐλπὶς παύσασθαι· καὶ τὸ μετόπωρον ὑγιηρὸν γενέσθαι· ἢν δὲ μή, κίνδυνος θανάτους τὲ γενέσθαι τοῖσι παιδίοισι καὶ τῇσι γυναιξὶ· τοῖσι δὲ πρεσβύταισιν ἥκιστα· τούς τε περιγενομένους, εἰς τεταρταίους ἀποτελευτᾶν· καὶ ἐκ τῶν τεταρταίων ἐς ὕδρωπας· ἢν δ' ὁ μὲν χειμὼν νότειος γένηται· καὶ ἔπομβρος καὶ εὔδιος· τὸ δὲ ἦρ βόρειόν τε καὶ αὐχμηρὸν καὶ χειμέριον· πρῶτον μὲν τὰς γυναῖκας ὁκόσαι ἂν τύχωσιν ἐν γαστρὶ ἔχουσαι· καὶ ὁ τόκος αὐταίησιν ᾗ πρὸς τῶ ἦρι· τιτρώσκεσθαι· ὁκόσαι δ' ἂν καὶ τέκωσιν, ἀκρατέα τὰ παιδία τίκτειν καὶ νοσώδη· ὥστε ἢ αὐτίκα ἀπόλλυσθαι· ἢ ζῶσι· λεπτά τὲ ἐόντα· καὶ ἀσθενέα καὶ νοσώδεα· Ταῦτα μὲν τῇσῖ γυναιξί·||

---

1 δὲ ἐτῶν *P* δὲ τῶν (*in mg* δ' ἐτῶν) *M* δὲ ὡρῶν *B* δὲ ὡραίων *A* | περὶ — ὑγ.] Οὕτω δ' ἄν τις ἐνθ. διαγ. περὶ ἐτῶν, ὁκοῖον τὸ ἐσόμενον ἔσεσθαι, εἴτε ν., εἴτε ὑγ. ἔτος. *II*: *cf p 47 sq* | διαγινώσκη *II B* —ει *A* —οι *Koraes* | **2** μελλει *edd* | ἔτος *P II B A et ex* ἔτεος *corr M* ἔτος *I* | **3** γένηται *Littré ex Gal* | **4** μετωπώρω *I et ante corr P* | **8** μὲν *om A* | βόρ.] β *et* ρ (*pro* ν *et* τ?) *in ras V* | ἔπομβρον *P II B A* | **9** νότιον *II B A* | γίν.] εἶναι *A* | **10** ὀφθ. καὶ δυσεντερίας ἐμπ. *B A* γένηται *P* | **11** ὑπὸ — ἐούσης *om A* | νεαρινῶν *I* | **12** δίπλοον *B A* | τε κ.] τὸ κ. *Zwinger* | **14** ξυνεστηκηῶν *A* | **15** ἦρους *A* | **16** οὐ *om B* | φλυδᾶν *A* | **17** συνεμπίπτειν *A* | ἅπ. τοῖσι δὲ φλ. *P* | **18** φλεγματίοισι· τὰς δὲ δυσ. *A* | καὶ *om A* | **19** ὑγροτάτοις *B* ὑγροτέροισι *A* | **22** γενέσθαι *om M* | **23** τοῖσι γυν. *II* | πρεσβύτῃσιν *II B* | **25** δὲ *I* | μὲν *om B* | νότιος *II B A* | **28** αἰτέῃσιν *P II B A et* αἰ *ss M* αὐτέοισιν *I* | τὸ ἦρ *Koraes* | ἐκτιτρ. *II A* | **29** εἰκὸς· ὁκ. *A* | ὁκόσαι *ex* ὅσαι *II* | καὶ *om P* | **30** ζώειν *Koraes* |

est plerumque: ‖ De temporibus si considerans intellegis qualis f. 21v futurus sit annus siue morbidum siue salutaris. Si enim curationem fuerint stellis occidentibus et orientibus: In autumno uera aqua esintet hiemps temperata et non nimia et tranquilla neque excidens quantitatem frigoris: Si uero hiemps sicca et frigida fuerit uernum humidum et austrinum necesse est estate febris adferre. et oculorum causa fieri. quando enim estus inruerit repente terra humecta constituta de pluuiis uernalibus et de austro necesse est publices esse estus ex terra madidata et calida. et sole inruente non purgantes uentrem hominibus neque cerebro siccato. Non enim ualent uerno tali constituta non inrigante corpora et carnes necesse est febris et colores et colores acutissimos inruere hominibus autem maxime fleumaticis dissinteria conuenit fieri mulieribus et speciebus humidioribus aut si que corpora aut carnes a sole siccata fuerint. Aduenient ea que temperata et flauerit auster siccus autumnum salubre non fuerit. sed tempestiuum ‖ scias metu mortis f. 22r aduenire pueris et mulieribus. Senioribus uero minime. eos autem qui euaserint in quartanas consummare ex quartanis ydropis: Si autem hiemps austrina fuerit et pluuiales et tranquilla. uernum autem boraeum et siccum et tempestiuum primo quidem mulieres quibus contingit ut in utero habeant et partus eis fuerit ad uernum auortire conuenit. Que autem enixe fuerint inutiles infantes generant et morbidi erunt. Aut statim deficiunt. aut uiuere macilentos infirmos et egrotos.

---

1 t. autem *A* | sic *m 2 A* | intelleges *m 2 A* | **2** annus *om A* | morbidus *m 2 A* | Sic *m 2* | **3** curationes *m 2* curationum *A* cum ratione *Kw*: *an* curata omina? | f. signa in stellis *A* | In *del m 2* | autumnus uero est aqua inter estatem et hiemem t. *m 2* | **4** uero ea quae sint et h. *A* | nimiae tr. *A* | **5** excedens *m 2 A* | f. neque caloris. Si *m 2* | frigoris. Verno autem sint aquae optimae et in aestate siccitas aestate febres adferre *A* | **6** est esse estatem febres afferre *m 2* | **7** causas *m 2 A*·| **8** irruerit *m 2* | umecta *A* | **9** publ.] plurimos *m 2* duplices *A* | aestos esse *A* | exterram didata *A* | **10** cal. sole *A* | inurente *Kw* | purgant uentrem homines *m 2* purgatis uentribus hominibus *A* | **11** cerebrum habent siccatum *m 2* | constituti *m 2* constituto *A* | **12** inrigata esse c. *A* | et n. e. febres et calores a. irruere *m 2* | carnes aut febres inruant acutissimae hominibus. maxime autem fl. *A* | **13** omnibus *Kw* | **14** discenterias *A* | f. et mulieribus *A* | **16** Adueniente aqua t. *m 2* Adueniente aqua et tempestate *Kw* | **17** salubrem non fieri sed intempestiuum *m 2* | **14—18** sp. umidis flatibus et si quidem quinos anatulae innata fuerit aeque tempestas ethaesiae deiecerint spes et desinire. et autum num salubrem fieris in uero menime eos *A* | **19** quartanis consumi *m 2* | et ex *A* | **20** ydropes fieri. Si *m 2* in ydropes si *A* | hyemps *A* | pluuialis *m 2 A* | **21** boreale *in marg m 2* bonium *A* | intempestiuum *m 2* | **22** Primum *A* | mulieribus *A* | contigit in u. *A* | **23** et *om A* | abortire *m 2 A* | **25** defficiunt *A* | aegros *A*

f 61v τοῖς δὲ λοιποῖσι δυσεντερίας καὶ ὀφθαλμίας ξηράς· καὶ ἐνίοισι κατάρρους ἀπὸ τῆς κεφαλῆς ἐπὶ τὸν πνεύμονα· τοῖσι μὲν οὖν φλεγματίησι τὰς δυσεντερίας εἰκὸς γίγνεσθαι· καὶ τῇσι γυναιξὶ φλέγματος ἐπικαταρρυέντος ἀπὸ τοῦ ἐγκεφάλου· διὰ τὴν ὑγρότητα τῆς φύσηος· τοῖσι δὲ χολώδεσιν ὀφθαλμίαι ξηραὶ διὰ τὴν θερμότητα καὶ ξηρότητα τῆς σαρκός· τοῖσι δὲ πρεσβύτῃσι κατάρρους διὰ τὴν ἀρμότητα καὶ τὴν ἔκτασιν τῶν φλεβῶν· ὥστε ἐξαίφνης τοὺς μὲν ὑπὸ φρενίτιδος ἀπόλλυσθαι· τοὺς δὲ παραπλήκτους γίνεσθαι τὰ δεξιά· ὁκόταν γὰρ τοῦ χειμῶνος ἐόντος νοτείου καὶ θερμοῦ τοῦ σώματος μὴ ξυνίστηται· μὴ δὲ φλέβες τοῦ ἦρος ἐπιγινομένου βορέου καὶ αὐχμηροῦ καὶ ψυχροῦ ὁ ἐγκέφαλος ὁπηνίκα αὐτὸν ἔλη ἅμα τῷ ἦρι διαλύεσθαι καὶ καθαίρεσθαι ὑπό τε κορύζης καὶ βράγχω· τηνικαῦτα πήγνυταί τε καὶ συνίσταται· ὥστε ἐξαίφνης τοῦ θέρεος ἐπιγενομένου καὶ τοῦ καύματος καὶ τῆς μεταβολῆς ἐπιγιγνομένης, ταῦτα τὰ νοσεύματα ἐπιπίπτειν· καὶ ὁκόσαι μὲν τῶν πόλεων· κέονταί γε καλῶς τοῦ ἡλίου καὶ τῶν πνευμάτων· ὕδασί τε χρῶνται ἀγαθοῖσιν, αὗται μὲν ἧσσον αἰσθάνονται τῶν τοιούτων μεταβολέων· ὁκόσαι δὲ ὕδασί τε ἐλείοισι χρέονται καὶ λιμνώδεσι· κεῖνται τὲ μὴ καλῶς τῶν πνευμάτων καὶ τοῦ ἡλίου· αὗται δὲ μᾶλλον· κἢν μὲν τὸ θέρος αὐχμηρὸν γένηται, θᾶσσον παύονται αἱ νοῦσοι· ἢν δὲ ἔπομβρον, πολυχρόνιοι γίνονται· καὶ φαγεδαίνας κοινῶς ἐγγίνεσθαι ἀπὸ
I. 64r πάσης προφάσηος ἢν ἕλκος ἐγγένηται· ‖ καὶ λειεντερίαι καὶ ὕδρωπες τελευτῶσι τοῖσι νοσεύμασιν ἐπιγίγνονται· οὐ γὰρ ἀποξηραίνονται αἱ κοιλίαι ῥηϊδίως· ἢν δὲ τὸ θέρος ἔπομβρον γένηται καὶ νότιον καὶ τὸ μεθόπωρον, χειμῶνα ἀνάγκη νοσερὸν εἶναι· καὶ τοῖς φλεγματίοισι καὶ τοῖς γεραιτέροισι τεσσαράκοντα ἐτέων καύσους γίγνεσθαί εἰκός· τοῖσι δὲ χολώδεσι, πλευρίτιδας· καὶ περιπνευμονίδας· ἢν δὲ τὸ θέρος αὐχμηρὸν γένηται καὶ νότιον· τὸ δὲ μετόπωρον ἔπομβρον καὶ βόρειον, κεφαλαλγίας

---

2 πλεύμονα *I* | **5** ὀφθαλμίας ξηρὰς *edd ex Gal* | **6** τῆς *om P* | δὲ ἄγαν πρεσβυτέροισι *A* | **7** ἀραιότητα *II B et ss M* | ἔκτηξιν *A* | **8** ὑπὸ φρ. *om B* | **9** δεξιὰ ἢ τὰ ἀριστερά. ὀκ. *A* | **10** νοτίου *II B* | τὰ τοῦ σ. *B* | ξ. ὁ ἐγκέφαλος μηδὲ *A* | **11** ἐπιγεν. βορείου *II B* | καὶ ψυχροῦ *om P I* | **12** ἔλη] ἔδει *B A* | **14** τε *om B* | **15** καὶ αὐτέου τοῦ *B* | ἐπιγεν. *II B* | **16** γε] τε καὶ *et ss* γε *P: cf Mnemosyne 9, 77* | **17** πνευμάτων μεταβολέων. ὁκόσαι τε ὕδασι τε χρ. *B* | **19** χρέωνται *I* | **20** αὐταὶ *B* | **22** κοιν.] κίνδυνος *B A* | **23** καὶ λ.] *pergunt N E: cf p 4, 23* | *de perturbato ordine cf p 47 sq* | καὶ γὰρ *II* | λυεντ. *II* λειεντέρια *E* | **24** ὑδρ. ἐπιγίνονται καὶ τελ. τ. νοσ. οὐ γὰρ *II* | **26** νότειον *I* | μετόπωρον *II B* | **27** *prius* καὶ τοῖς *om P* | φλεγματίησιν *B* φλεγματίουσιν *E* | τοῖσι *B* | **29** περιπλευμονίας *II B* | **30** νότ.—βόρ.] βόρειον—νότιον *B et ss E m 2* |

Hec autem mulieribus reliquis autem dissinterie sicce et obtalmie aliquibus catarrus de capite in pulmone. Fleumaticis autem dysinterie conuenit nasci et mulieribus fleumata inruentem de cerebro propter humidiorem naturam catarros nasci colicis autem obtalmia siccas propter feruorem et siccitatem carnis: Senioribus catarron propter raritatem et tabe factionem uenarum ita ut repente intereant. alios uero paraflecticos fieri in dextris. Cum enim hiems fuerit || austrina et calido corpore f. 22v non consistente sanguine neque uenis uerno superuenientem boreo sicco et frigido et cerebrum: Quando oportebat eum uerno molliri et purgari per cordia et brachio tunc gėlat et condensatur. Ita ut repente estatem superuenientem hos morbos inruere. Et quecumque ciuitatum bene iacent ad solem et flatus aquis autem utuntur optimis equidem minime sentiunt huius modi inmutationes. quecumque autem aquis utuntur paludestribus et stagnosis posite sunt non bene ad flatus et ad solem. hec autem magis et si estatem siccum fuerit facile desinunt morbi sin uero pluuiales. diuturni efficiuntur morbi et fage denas metus innasci ex omni occansionem. SI VVLNVS INNATVS SIDERIT ET LIenterie. et hydropis consummationem egritudinum nascuntur autem non enim facile uentres siccauerint uero estus pluuialis fuerit et austrina et autumnum hieme necesse est morbida esse et fleumatices et senioribus XL annorum causas fuerit conuenit. colericis || uero pleuritides et peripleumonias sin uero estate f. 23r sicca fuerit et austrina autumnum uero humidum et boreum.

---

1 dysenteriae et opftalmiae sicce et talibus catartus *A* | **2** pulmonem *m 2* | flegmaticis *A* | **3** dysinterias *m 2* disenteriae *A* | fleumate irruente *m 2* flegmata (ta *ex* te *corr*) inruente *A* | **4** umidiore n. catacolisis autem opfthalmias pr. *A* | **5** obtalmias *m 2* | **6** S. autem catharoes et pr. *A* | tabe factione *A* | **7** palecticos *A* paraplecticos *Kw* | **8** Cum enim *om A* | et in cal. *m 2* | **9** n. in uenis *m 2* | superueniente *m 2 A* | **10** cerebrum (*del* et) *m 2* et crebro *A* | **11** eum] illud *m 2* | mollire et curari *A* | praecordia et brachia *m 2 sed del et* cum purgatur *ss m 2* per coriza et brancias *A* coryza et brancho *Kw* | **12** gelatur *m 2* | estate superueniente *m 2* aestate aestuet inmutationem superuenientem *A* | **13** his morbos contingat inruere *m 2* | **14** solem et *or A* | flatos *A* | Hae quidem *m 2* haec quidem *A* | **15** minime *ex* menime *A* | **16** positeque *m 2* Posite autem *A* | **17** ad flatos *add 1 mg A* | ad *om A* | he *m 2* | si estas sicca *m 2* aestas si sicca *A* | **18** sin—morbi *om A* | pluuialis *m 2* | **19** fagedenes *m 2* fagidenas *A* | et ex *A* | occasione *m 2 A* | **20** si *om A* | innatum fuerit et *m 2* in alto fuerit et *A* | et hydropes *m 2* ydropis *A* | **21** consummationes *m 2* in consummatione *A* | autem *del m 2 om A* | **22** siccantur *A* | Si uero aestas *m 2 A* | **23** autumnus *m 2 A* | hiemem *m 2* | morbidam *m 2* | **24** fleumaticis *m 2* flegmacis *A* | quadraginta *A* | causus *A* | fieri *m 2 A* | **25** cholericis *A* | pleuritidis et pleumonias *A* | aestas *m 2 A* | **26** umidum *A* | autumnus u. humidus et non boreus *m 2*

ἐς τὸν χειμῶνα· καὶ σφακέλους τοῦ ἐγκεφάλου εἰκὸς γίγνεσθαι· καὶ προσέτι βράγχους καὶ κορύζας καὶ βῆχας· ἐνίοισι δὲ καὶ φύσηας· ἢν δὲ βόρειόν τε ᾖ καὶ ἄνυδρον· καὶ μήτε ἐπὶ τῷ ἀρκτούρῳ· τοῖσι μὲν φλεγματίῃσι φύσει ξυμφέροι μάλιστα καὶ τοῖς ὑγροῖς τὰς φύσηας· καὶ τῇσι γυναιξί· τοῖσι δὲ χολώδεσι τοῦτο πολεμιώτατον γίγνεται· λίην γὰρ ἀναξηραίνονται καὶ ὀφθαλμίαι αὐτέοισιν ἐπιγίγνονται ξηραί· καὶ πυρετοὶ ὀξέες καὶ πολυχρόνιοι ἐνίοισι· καὶ μελαγχολίαι· τῆς γὰρ χολῆς τὸ μέν ὑγρότατον καὶ ὑδαρέστατον ἀναλοῦται· τὸ δὲ παχύτατον καὶ δριμύτατον λείπεται· καὶ τοῦ αἵματος κατὰ τὸν αὐτὸν λόγον· ἄφνω ταῦτα νοσεύματα αὐτέοις γίγνεται· τοῖσι δὲ φλεγματίῃσι, πάντα ταῦτα ἀρωγά ἐστιν· ἀποξηραίνονται γὰρ καὶ ἐς τὸν
f. 64v χειμῶνα || ἀφικνέονται· ὑπ᾽ ἄλλων τ᾽ ἐς ἄλλα ἀναξηραινόμενοι· ἢν δὲ ὁ χειμὼν βόρειος γένηται καὶ ξηρὸς, τὸ δὲ ἦρ νότιον καὶ ἔπομβρον, κατὰ τὸ θέρος ὀφθαλμίαι γίνονται ἰσχυραί·
11 τοῖσι δὲ παισὶ καὶ γυναιξῖ, πυρετοί· κατὰ ταῦτα τίς ὁ νοσεύμενος καὶ σκοπούμενος, προειδείη ἂν τὰ πλεῖστα τῶν μελλόντων ἔσεσθαι ἀπὸ τῶν μεταβολέων· φυλάσσεσθαι δὲ χρὴ μάλιστα τὰς μεταβολὰς τῶν ὡρέων τὰς μεγίστας· καὶ μήτε φάρμακον διδόναι ἑκόντα· μήτε καίειν ὅτι ἐς κοιλίην· μήτε τέμνειν, πρὶν παρέλθωσιν αἱ ἡμέραι· δέκα ἢ καὶ πλείονες· μεγίσται δὲ εἰσὶν αἱ δέκα· καὶ ἐπικινδυνόταται ἡλίου τροπαὶ ἀμφότεραι· καὶ μᾶλλον θεριναί· καὶ ἰσημεριναὶ νομιζόμεναι εἶναι ἀμφότεραι· μᾶλλον δὲ αἱ μεθοπωριναί· δεῖ δὲ καὶ τῶν ἄστρων τὰς ἐπιτολὰς φυλάσσεσθαι· καὶ μάλιστα τοῦ κυνός· ἔπι τα ἀρκτούρου καὶ ἐπὶ πληϊάδων δύσει· τά τε γὰρ νοσεύματα μάλιστα ἐν ταύτῃσι τῇσιν ἡμέρῃσι κρίνεται· καὶ τὰ μὲν ἀποφθίνει· τὰ δὲ λήγει· τὰ δὲ ἄλλα πάντα μεθίσταται· εἰς ἕτερον εἶδος καὶ
12 ἑτέρην κατάστασιν· Περὶ μὲν τουτέων, οὕτως ἔχει· βούλομαι

---

1 ἐς *om E* | 2 ἐνίησι *I* | δὲ *om N* | 3 φθίσιας *II B et corr E* | ἢν—φύσηας *om N* | μήτε ὑπὸ κύνα ἔπομβρον μήτε *II B* μήτε ἐπὶ τῷ κυνὶ γένηται ὕδωρ μήτε *A* | 4 φλεγματίοισι *M II* φλεγματίσι ἤ *E* | συμφέρει *I* ξυμφέρει *B* οὕτως ἂν ξυμφέρῃ *A* | 5 τοῖσι ὑγροῖσι *B* | 8 ἐ. δὲ καὶ *B* | 9 ἀναλ.] ἀποξηραίνεται καὶ ἀναλίσκεται *B* | 10 αὐτὸν *om N* | 11 ἄμφνω (*exp* ν) *E* ἀφ᾽ ὧν *B A* | ταῦτα τὰ ν. *B A* | νοσήμ. *N* | αὐτέοις ν. γ. *M* αὐτέων *N* | φλεγματίοισι *II* | 12 πάρεστιν *A* | 13 ὑπ᾽—ἄλλα] οὐ πλαδῶντες ἀλλ᾽ *B A* | 14 ἢν δὲ—πυρετοί *om B* | 16 ὁ νοεύμενος *II B* ἐννοούμενος *A* | 18 τῶν *om M* | φυλάσεσθαι *P N E* | 20 ἔκοντα· καὶ μ. *P* μ. τέμνειν *om P* | 21 μέγ. *I B* μέγιστα *II* | 22 δὲ—μᾶλλον *om A* αἱ δ.] αἱ τέσσαρες *B* αἵδε *Koraes* | ἐπικυνδυνώτ. *II B et ante corr I* | 23 αἱ θ. κ. αἱ ἰ. *B A* | ἰσομεριναὶ *N* ἰσημερίαι *Heringa* | 24 μετοπ. *P II* | 25 φυλάσεσθαι *P N* | ἔπειτα *M P II B* ἐπὶ τὰ *I et corr P* ἐπί τε *ι mg M* | 26 ἔτι τὴν πλ. δύσιν *B* | νοσ. τὰ μικρὰ μ. *A* | 27 τῇσιν *om E* | 28 δ᾽ ἄλλα *B* |

Celafargie in hieme et his faciles mox cerebri conuenient
esse insuper tussiculam et branchos et coridia. aliquibus
et thisis. sin uero boreum fuerit et inaquosus neque circa
arturos his qui fleumatici sunt naturaliter sic conuenit. Maxime
et humidis natura in mulieribus colericis uero hoc contrarium
efficitur: Valde enim siccantur et optalmie illis innascuntur
sicce et febres acute et diuturne aliquibus autem et melancho-
lia colerum enim quod est liquidum et aquatius siccari. quod
autem uiscidum et pingue est acrius residet et sanguinem
simili ratione et quibus hii morbi eis efficitur. Fleumaticis
quidem hec omnia sunt alia. siccantur enim et ad hieme
deducuntur. non humidis sed desiccatis. Sin uero hiemps boreus
fuerit ed siccus uernum autem austrinum et pluuialem. estate
optalmie fiunt uniuersis et febres: Secundum hec quis con- **11**
siderans intellegens preuidebit enim que sunt futuram De in-
mutationibus hec obseruare maxime ‖ oportet inmutationes f. 23ᵛ
temporum maiores neque antidotum dare uolentibus neque
catarsin adhibere quoniam ad uentrem eunt neque sicca prius
quam transeant dies decem uel amplius. Maiores autem hec
sunt et periculose solestitia utraque. Maxime autem estiua
equinoctia que uidentur esse utraque maxime autem autum-
nales. Oportet autem et austrorum hortus obseruare et maxime
caniculares. Deinde contemplare acturi et pliadum occasum
morbi enim prolixi. In his diebus sunt quedam occidunt alii
soluuntur reliqua omnia transeunt in aliam speciem. etiam in
aliam inmutationem. de huius modi sic ergo est. Volo de **12**

1 Celafargiae erunt in *m 2* caelafalargicae in (*prior* la *erasa*) *A* cefalalgias in *Kw* | et faciles morbi cerebri *m 2* et his facilissimum celebri *A* et sfacelismos cerebri *Kw* | conuenit esse et ins. *A* | **2** tussicula *m 2* | coriza *m 2 A* | **3** ptysis *A* | sin uero automnus boreus *m 2* | et aquosus et neque circa caniculares fuerit aqua neque circa arcturos *A* | **4** flegmatici *A* | **5** umidis n. et mulieribus chol. u. hoc quod contr. *A* | **6** opfthlmiae *A* | nascuntur *A* | **7** melancholiae *A* | **8** cholerum *A* | siccatur *m 2* | **9** pinguius *A* | est et acrius *m 2* et agrius *A* | resedit et sanguinis *A* | **10** et *del m 2* ex *A* | eis quibus h. m. sunt inffcit *m 2* | morbi efficiuntur *A* | flegmaticis haec *A* | **11** auxilia *A* utilia *Kw* | hiemem *m 2 A* | **12** humidi s. desiccati *m 2* umidi sed siccati *A* | Si *A* | borealis *m 2* | **13** ed] et *m 2 A* | sicca *m 2* | autem *om A* | pluuiale *m 2* | **14** opfthalmiae (ft *ex* iac) *A* | qui considerat intelleget scientiam pr. *m 2* | **15** et intellegens *A* | enim] *fort* omnia | erunt *A* | futura *m 2 A* | De inmut. *del et* DEIMMVTIONBVS *in linea uacua scr m 2* | demutationis *A* | **16** Hec *m 2 om A* et *Kw* | **17** et neque *A* | **18** causin *A* | quoniam—eunt *del m 2* quoniam adtenent *A* | sicca] secare *A* | **19** decim *A* | amplius (*in ras* am *pro* ius) *A* | he sunt *m 2* sunt hae *A* | **20** solistitia *m 2 A* | **21** utraque nosciua m. *m 2* | maxime autumnalia *A* | **22** astrorum ortos *A* | et *om A* | **23** contemplare *om A* | arcturi *m 2 A* | **24** orbi *A* | quidam *m 2* et quidam *A* | occidant *A* | **25** sp. et in *A* | **26** ergo sic *A*

δὲ πέρι τῆς ἀσίης καὶ τῆς εὐρώπης δεῖξαι· ὁκόσον διαφέρουσιν ἀλλήλεων ἐς τὰ πάντα· καὶ περὶ τῶν ἐθνέων τῆς μορφῆς· τί διαλλάσσει· καὶ μηθὲν ἔοικεν ἀλλήλοισι· Περὶ μὲν οὖν ἁπάντων πολὺς ἂν εἴη λόγος· περὶ δὲ τῶν μεγίστων καὶ πλεῖστον διαφερόντων, ἐρέω ὥς μοι δοκέει ἔχειν· τὴν ἀσίην πλεῖστον διαφέρειν φημὶ τῆς εὐρώπης· ἐς τὰς φύσιας τῶν ξυμπάντων· τῶν τε ἐκ τῆς γῆς φυομένων· καὶ τῶν ἀνθρώπων· πολὺ γὰρ καλλίονα καὶ μείζονα πάντα γίγνεται ἐν τῇ ἀσίῃ· ἥ τε χώρη τῆς χώρης ἡμερωτέρη· καὶ τὰ ἔθνεα τῶν ἀνθρώπων ἠπιώτερα· καὶ εὐεργότερα· τὸ δὲ αἴτιον τουτέων, ἡ κρᾶσις τῶν ὡρέων· ὅτι τοῦ ἡλίου ἐν μέσω τῶν ἀνατολῶν κεῖται πρὸς τὴν ἠῶ· τοῦ τε ψυχροῦ πορρωτέρω· τὴν δὲ αὔξησιν καὶ ἡμερότητα παρέχει πλεῖστον ἁπάντων· ὁκόταν μηδὲν ᾖ ἐπικρατοῦν βιαίως· ἀλλὰ παντὸς ἰσομοιρίη δυναστεύῃ· ἔχει δὲ κατὰ τὴν ἀσίην· οὐ πανταχῇ ὁμοίως· ἀλλ' ὅση μὲν τῆς χώρης ἐν μέσω κεῖται τοῦ θερμοῦ καὶ τοῦ ψυχροῦ, αὕτη μὲν εὐκαρποτάτη ἐστὶ καὶ εὐδενδροτάτη· καὶ εὐδιεστάτη· καὶ ὕδασι κάλλιστα κέχρηται· τοῖσι τὲ οὐρανίοισι καὶ τοῖς ἐκ τῆς γῆς· οὔτε γὰρ ὑπὸ τοῦ θερμοῦ ἐκκέκαυται λίην· οὔτε ὑπὸ αὐχμῶν καὶ ἀνυδρίης ἀναξηραίνεται· οὔτε ὑπὸ ψύχους βεβιασμένη· νοτία τὲ καὶ διάβροχός ἐστιν· ὑπό τε ὄμβρων πολλῶν καὶ χιόνος· τά τε ὡραῖα αὐτόθι πολλὰ ἐοικὸς γίνεται· ὅσα τὲ ἀπὸ σπερμάτων· καὶ ὁκόσα αὕτη ἡ γῆ ἀναδιδοῖ φυτά· ὧν τοῖς καρποῖσι χρέονται ἄνθρωποι· ἡμεροῦντες ἐξ ἀγρίων καὶ εἰς ἐπιτήδειον μεταφυτέοντες· τά τε ἐντρεφόμενα κτήνεα· εὐθύνειν εἰκὸς· καὶ μάλιστα· τίκτειν τὲ πυκνότατα καὶ ἐκτρέφειν κάλλιστα· τούς τε ἀνθρώπους εὐτραφεῖς εἶναι· καὶ τὰ εἴδεα καλλίστους καὶ μεγέθει μεγίστους· καὶ ἥκιστα διαφόρους ἐς τά τε εἴδεα αὐτοῦ καὶ τὰ μεγέθεα· εἰκὸς τὲ τὴν χώρην ταύτην τοῦ προσεγγύτατα εἶναι κατὰ τὴν φύσιν· καὶ τὴν μετριότητα τῶν ὡρέων· τὸ δὲ ἀνδρεῖον καὶ τὸ ἀταλαίπωρον· καὶ τὸ ἔμπονον καὶ τὸ θυμοειδὲς, οὐκ ἂν δύναιτο ἐν τοιαύτῃ φύσει ἐγγίγνεσθαι μήτε ὁμοφύλου· μήτε ἀλλοφύλου·

1 περὶ *P N E I II B* | τ. εὐρ. κ. τ. ἀσ. λέξαι ὁπόσον *A* | **2** ἀλλήλων *B* ἐθνῶν *II B* | τε *N* ὡς *A* ὅτι *Koraes* | **6** εἰς *II* | **8** πάντα *om P* | **9** ἤθεα *edd ex Gal* | **10** ἐργότερα *ante corr P* εὐεργώτ. *ante corr I* ἐνεργότ. *E II* ἐνεργητικότ. *B* ἐνεργετικώτ. *A* εὐοργητότ. *Heringa* | **12** ἠῶ *ex* ἠῶ *I* | **14** δυναστεύσῃ *P* | ἔχῃ *II* | **17** ἐστὶ *om P* οὐ δενδρ. *A* | ἐνδι. *E* | **18** καλλίστοις *B A* μάλιστα *E II* | τοῖς τὲ *i mg N* | τοῖσιν ἐκ *II B* | **20** ψύχεος *II B* βεβ.] πέπτεται *A* | **22** γίνεσθαι *edd* **23** ὅσα] ὁκόσα *II B* | αὐτὴ *Koraes* | **24** τοῖσι *II B* | οἱ ἄ. *B* | **25** ἐξ *pro* ἀπὸ *inter scr N* | **26** κτείνεα *E B* | εὐθηνέειν *edd* | **27** ἐκτρ. | εὐτρ. *A* | **28** μεγέθεα *edd* | **29** διαφέρουσι ἐς *N* τε *om B* | αὐτῶν *B* σφίσιν ἑωυτοῖσιν *A* | **30** τοῦ ἦρος ἐγγ. *B A* | **31** μετριώτ. *E II* | ὀρέων *A* | **32** ταλαίπ. *v d Linden ex Gal* | **33** *post* ἐγγ. *lac susp Zwinger* | ὁμόφυλον *et* ἀλλόφυλον *II B* |

asia et de europa dicere quantum inter se differant. hii omnibus et de omnibus gentium formis quare differunt: Nihil similantes siue de minimis quidem multus erit sermo: De maximis autem et multum differentibus dicam quem ad modum mihi uidetur haberi. asiam multum differre dixi europe in naturas omnium que ex terra gignuntur et homines multum enim meliora et maiora omnia nascuntur: In asia regio enim || a regionem uberior est et gentes hominum tranquilli- (f. 24r) ores et affectiores causa autem eorum usus tempora quoniam in medio hortus solis posita est ad matutinum. a frigido longe: Crementum autem conpetens prebere plerumque omnibus cum enim nihil obtinuerint uiolenter sed omnium equales portio ualuerit: Habere autem circa asiam non omnia oportet similiter. sed quem ad modum regiones in medio constitute frigidi et calidi: Hec quidem fructuosa est et aquose iam boni odores et aquis optimis utitur celestibus et his que ex terra sunt: Neque enim calido inuruntur nimis neque a siccitatibus et inaquosis neque de frigdore coacta: Quoniam quidem et humida est ex imbribus multis et nubibus montes uero ibidem multos conuenit esse: Quecumque autem ex seminibus ex quacumque eadem terra subministra nascientia quibus fructibus utuntur homines mitiora facientes ex siluestribus et ad utilem transferentes. que uero innutriuntur iumenta uegetari conuenit et maxime generari frequenter enutrire optime: || Homines (f. 24v) uero robusti et species optimos et magnitudine magnos et minime differentes speciem ubi et magnitudinem que uidentur regiones estus uerno proximos esse secundum naturam et moderamen temporum. Viritum autem et laboriosum et solidum et animosum non poterit in huius modi natura

1 euro adicere *A* | hii homines *m 2* in omnibus *A* | **2** omnibus *om A* | quo modo *m 2* | differant *A* | **3** siue *del m 2* sibi *A* | de omnibus q. multum *A* | **4** et de multum *A* | que ad modum *A* | **5** asia differre *A* | **6** naturis *m 2* nuturas *A* | hominibus *m 2* hominum *A* | **7** omnia *om A* | in asiae regione a regione eurupae et uberior et g. *A* | r. enim haec a regionebus aliis uberior *m 2* | **9** effectiores causam *A* | est temporalis *m 2* temporum *A* | **10** ortus *A* | a matutino *A* | **12** n. optimum erint u. *A* | aequalis *A* | **13** ualuerit *ex* uoluerit *A* | asia *A* | **14** quae ad m. *A* | frigide et calide *A* | **15** aquosa et boni odoris *A* | *fort* aquosa et: *cf CGloss 6, 87* aquosa loca | **16** optime utuntur *A* | **18** et i. siccantur neque *A* | frigore *A* | ut umida *A* | **19** niuibus *Kw* | Montis *A* | **20** et quaecumque eandem *A* | **21** subministrat nascentibus fr. *A* | **22** hominibus minora *A* | exsil. *ex* exil. *m 1* | utilitatem *A* | **23** uegitari *A* | **24** generare *A* | fr. et en. *A* | **25** robustos *A* | speciae *A* | **26** menime *A* | in speciae sibi et *A* | **27** istos *A* | uerni *A* | natura *A* | **28** uericum *A* uiratum *Kw*

ἀλλὰ τὴν ἡδονὴν κρατέει· διότι πολύμορφα γίνεται τὰ ἐν τοῖς θη-
13 ρίοις· Περὶ μὲν οὖν αἰγυπτίων καὶ λιβύων· οὕτως ἔχειν μοι δοκεῖ·
περὶ δὲ τῶν ἐν δεξιᾶ τοῦ ἡλίου τῶν ἀνατολῶν τῶν χειμερινῶν μέχρι
μαιώτιδος λίμνης· οὗτος γὰρ ὅρος τῆς εὐρώπης καὶ τῆς ἀσίας,
ὧδε ἔχει περὶ αὐτέων· τὰ δὲ ἔθνεα ταῦτα, ταύτῃ διάφορα
αὐτὰ ἑωυτέων μᾶλλον ἐστὶ τῶν προδιηγημένων διὰ τὰς μεταβολὰς
τῶν ὠρέων καὶ τῆς χώρης τὴν φύσιν· ἔχει δὲ καὶ κατὰ τὴν γῆν
ὁμοίως· ἅπερ καὶ κατὰ τοὺς ἄλλους ἀνθρώπους· ὅκου γὰρ
αἱ ὧραι μεγίστας μεταβολὰς ποιέονται καὶ πυκνοτάτας, ἐκεῖ
καὶ ἡ χώρη ἀγριωτάτη καὶ ἀνωμαλωτάτη ἐστί· καὶ εὑρήσεις
ὄρη τὲ πλεῖστα καὶ δασέα καὶ πελιὰ καὶ λειμῶνας ὄντας·
ὅκου δὲ αἱ ὧραι μὴ μεγάλαι ἀλλάσσουσιν, ἐκείνοις ἡ χώρη
ὁμαλωτάτη ἐστίν· οὕτω δὲ ἔχει καὶ περὶ τῶν ἀνθρώπων· εἴτις
βούλεται ἐνθυμεῖσθαι· εἰσὶ γὰρ φύσηες· αἱ μὲν ὄρεσιν ἐοι-
f. 65r κυῖαι· || δενδρώδεσί τε καὶ ἐφύδροισιν· αἱ δὲ λεπτοῖσι τὲ
καὶ ἀνύδροις· αἱ δὲ λειμακεστέροις τὲ καὶ ἑλώδεσιν· αἱ δὲ
πεδίω τὲ καὶ ψιλῆ καὶ ξηρῆ γῆ· αἱ γὰρ ὧραι αἱ μεταλλάσ-
σουσαι τῆς μορφῆς τὴν φύσιν, εἰσὶ διάφοροι· ἢν δὲ διάφοροι
ἐῶσι μετὰ σφῶν αὐτέων, διαφοραὶ καὶ πλείονες γίνονται τοῖς
14 εἴδεσι· καὶ ὁκόσα μὲν ὀλίγον διαφέρει τῶν ἐθνέων, παραλείψω·
ὁκόσα δὲ μεγάλα ἢ φύσει ἢ νόμω, ἐρέω περὶ αὐτῶν ὡς ἔχει·
καὶ πρῶτον, περὶ τῶν μακροκεφάλων· τουτέων γὰρ οὐκ ἔστιν
ἄλλο ἔθνος ὁμοίας τὰς κεφαλὰς ἔχον οὐδέν· τὴν μὲν γὰρ
ἀρχὴν, ὁ νόμος αἰτιώτατος ἐγένετο τοῦ μήκους τῆς κεφα-
λῆς· νῦν δὲ καὶ ἡ φύσις ξυμβάλλεται τῷ νόμῳ· τοὺς γὰρ
μακροτάτην ἔχοντας τὴν κεφαλὴν γενναιοτάτους ἡγέονται·
ἔχει δὲ περὶ νόμου ὧδε· τὸ παιδίον ὁκόταν γένηται, τάχιστα
τὴν κεφαλὴν αὐτέου ἔτι ἁπαλὴν ἐοῦσαν μαλακοῦ ἐόντος, ἀνα-
πλήσσουσι τῆσι χερσὶ· καὶ ἀναγκάζουσιν ἐς τὸ μῆκος αὔξε-
σθαι· δεσμὰ τὲ προσφέροντες καὶ τεχνήματα ἐπιτήδεια· ὑφ
ὧν τὸ μὲν σφαιροειδὲς τῆς κεφαλῆς κακοῦται· τὸ δὲ μῆκος
αὔξεται· αὐτὸς τὴν ἀρχὴν ὁ νόμος κατειργάσατο· ὥστε τοι-
αύτην τὴν φύσιν γενέσθαι· τοῦ δὲ χρόνου προϊόντος, ἐν φύσει
ἐγένετο· ὥστε τὸν νόμον μηκέτι ἀναγκάζειν· ὁ γὰρ γόνος
πανταχόθεν ἔρχεται· ἀπό τε τῶν ὑγιηρῶν ὑγιηρὸς καὶ τοῦ
σώματος· ἀπό τε τῶν νοσερῶν νοσερός· εἰ οὖν γίγνονται ἔκ τε

---

1 ἡδ. ἀνάγκη *A* | κρατέειν *II B A* | πολύμορφον *B* | **2** δοκέει *B* | **3** τῶν χ. *om B* | θερινῶν *Gad* | **4** ὁ δ. *B* | τῆς *ante* ἀσ. *om I* | ἀσίης *E I II B* | *parenthesin* οὗτος — Ἀσίης *uncis incl B* | **5** τὰ — ἑω. *om E* | τῇ διαφορήσει τὰ *A* | **6** ἑω.] αὐτέων *B* | **7** δὲ κατὰ *E* | **8** ὥσπερ *Koraes* | **11** δάσεα *II* | πεδία *II B* | ἐόντας *B* | **12** μεγάλα *B* | μέγα διαλλ. *A* | ἀλάσσ. *N ut ante corr V* | ἡ χ. *om N* | **14** ἐνθυμέεσθαι *II B* | **16** ἐνύδροις *E II* | λιμνακωδεστέροις *A* | ἐλώδεσι *P* ἐλώδεσι *B* ἐλώδιε *N* ἐλώδεες *I* | **17** πεδία *E* | γῆ *om E II B* | **19** μέγα *Koraes* | καὶ *om A* | **21** αὐτ.] πάντων *B* | **23** ὁμοίως *E II B* | **26** ἔχοντες *N* | **28** ἁπ. ἔτι *N* | ἀναπλάσσ. *A* | **30** ὑφ — νόμος *om B* | **32** αὐτ.] οὕτως *A* | ὥ. οὕτως τ. *B*

innasci que alteriuas gentes sed uoluntatem aere propter multum
firmia fiunt que in aliis. DE EGIPTIS AVTEM ET LIBIE SIC 13
mihi esse uidentur de his autem qui in dextra solis hortus
hiemalium usque ad mediotes paludes. Hic autem terminus
europe et asie habetur de his gentes autem hec actenus speciem
differentes maxime sibi ipsi sunt ab his que predicta sunt
propter inmutationes temporum naturales habet autem secun-
dum terra. similiter que circa alios homines. ubi enim tem-
pora magna inmutationes faciant. et frequenter illic regio excel-
sior et equales est et ueniens montes et fluuios plurimos in-
numeros et excelsos. et campos et stagna constituta ubi autem
tempora non plurimum inmutant illorum regio campestris. ‖ Sic f. 25r
autem habent et circa homines si quis uoluerit considerare.
Sunt autem nature montibus similes et sic numerosis et aquosis.
Alie uero gracilioribus et inaquosis. alie uero stagnosis et pa-
ludestribus. alie campestrienudis. et sicca et terra. tempora
enim inmutant forme naturam. Si enim differentes fuerint.
inter se ipsas ergo differentes plurime fiunt in speciem. que-
cumque modicum differunt gentium pretermittam. que autem 14
plurimum a naturam. aut legem dicam de illis quem ad mo-
dum habent et plurimum. DE MACROCEFALIS Horum enim
non est alia gens que similiter capita habeant ulla a principio
quidem ex causa fuit longitudinis capitis: nunc uero et natura
conuenit legi eos enim qui longiora capita habuerint nobili-
ores iudicant habeat autem lege sic. Infans cum natus fuerit
continuo caput eius ad hoc molle constituto. et diligato de-
primunt manibus et cogunt in longitudinem crescere. et liga-
tura adhibentes et argumenta apta ex his quod rotundum est
capitis exterminatur. longitudo autem crescit sic a principio
lex superata est. ‖ ut talem staturam efficeret tempore acci- f. 25v
dendi in natura conuersata est uita ut unam non longe solam
cogantur. semen enim undique ueniens corporis dat sanis
sanum et de morbidis morbidum nascitur. sic enim faciunt

1 i. neque regionalis neque alterius centis *A* | uoluptatem *A* | mare *A*: *fort* dominari | Propter quod multiformia *A* | **2** in animalibus *Kw* | et libie *om A* | **3** hortu hyemali umor que ad meothides *A* | **4** termina *A* | **5** europem (*sed* m *del*) et hab. *A* | **6** differentis *A* | **9** magnas inmutaciones faciunt *A* | **10** aequalis *A* inaequalis *Kw* | et inuenies *A* | et fluuios *om A* | inn.] nemorosos *A* | **12** mutant *A* | **13** habet *A* | **14** et nemorosis *A* | **15** gracilibus *A* | **16** campestribus et nudis *A* | siccae terrae *A* | **17** natura *A* | **18** plurimum *A* | speciae *A* | **20** pl. naturam *A* pl. aut natura *Kw* | aut gelidi candidi illis *A* | **21** habeat *A* | primum *Kw* | **22** est *om A* | capita (*sed* ta *ex* te) ha *A pagina extrema sic finiente* | **23** lex *Kw* | **26** delicatum *leg* | **28** *fort* adiumenta | **30** operata *Kw* | **31** uita] ita *Kw*: *fort* uitta | lege *Kw* | **32** dat] de *Kw* | **33** si *Kw*

ὦ. ὑπὸ βίης τ. *A* | **35** ἐ. τοῦ σώματος ἀπὸ *A* | καὶ *om II B* | **36** γοῦν *E* |

τῶν φαλακρῶν φαλακροί· καὶ ἐκ γλαυκῶν γλαυκοί· καὶ ἐκ διεστραμμένων στρεβλοί· ὡς ἐπὶ τὸ πλῆθος· καὶ περὶ τῆς ἄλλης μορφῆς ὁ αὐτὸς λόγος, τι κωλύει· καὶ ἐκ μακροκεφάλου μακροκέφαλον γίγνεσθαι· νῦν δ' ὁμοίως οὐκ ἔτι γίγνονται ἢ πρότερον· ὁ γὰρ νόμος οὐκ ἔτι ἰσχύει· διὰ τὴν ἀμέλειαν τῶν

15 ἀνθρώπων· περὶ μὲν οὖν τουτέων, οὕτως μοι δοκεῖ· περὶ δὲ τῶν ἐν φάσει· ἡ χώρη ἐκείνη ἐλώδης ἐστὶ καὶ θερμὴ καὶ ὑδατεινὴ καὶ δασεία· ὄμβροι τὲ αὐτόθι γίγνονται πᾶσαν ὥρην, πολλοί τε καὶ ἰσχυροί· ἥ τε δίαιτα τοῖς ἀνθρώποις· ἐν τοῖς ἕλεσιν ἐστι· τά τε οἰκήματα· ξύλινα καὶ καλάμινα ἐν τοῖς ὕδασι μεμηχανημένα· ὀλίγη τὲ χρέονται βαδίσει· κατὰ τὴν πόλιν· καὶ τὸ ἐμπόριον· ἀλλὰ μονοξύλοις διαπλείουσιν ἄνω καὶ κάτω διώρυγες γὰρ πολλαί εἰσι· τὰ δὲ ὕδατα· θερμὰ καὶ στάσιμα πίνουσιν· ὑπό τε τοῦ ἡλίου σηπόμενα· καὶ ὑπὸ τῶν ὄμβρων ἐπαυξόμενα· αὐτὸς τὲ ὁ φάσιος, στασιμώτατος πάντων τῶν ποταμῶν· καὶ ῥέων ἠπιώτατα· οἵ τε καρποὶ γιγνόμενοι αὐτέοι πάντες, ἄναλθές εἰσι κατεθηλυσμένοι καὶ ἀτελέες ὑπὸ πολυπληθείης τοῦ ὕδατος· διὸ καὶ οὐ πεπαίνονται· ἠὴρ τὲ πολὺς κατέχει τὴν χώρην ἀπὸ τῶν ὑδάτων· διὰ ταύτας δὴ τὰς προφάσηας· τὰ εἴδεα ἀπηλλαγμένα τῶν λοιπῶν ἀνθρώπων ἔχουσιν, οἱ φασιηνοί. τά τε γὰρ μεγέθη μεγάλοι· τὰ πάχεα δ' ὑπερπάχητες· ἄρθρον τὲ κατάδηλον οὐδὲν οὐδὲ φλέψ· τήν τε χροιὴν ὠχρὴν ἔχουσιν ὥσπερ ὑπὸ ἰκτέρου ἐχόμενοι· φθέγγονταί τε βαρύτατον ἀνθρώπων· τῷ ἠέρι χρεώμενοι οὐ λαμπρῷ· ἀλλὰ χνοώδει τὲ καὶ διερῷ· προσταλαιπωρέειν τὲ τὸ σῶμα ἀργότεροι πεφύκασιν· αἵ τε ὧραι οὐ πολὺ μεταλλάσσουσιν· οὔτε πρὸς τὸ πνίγος· οὔτε πρὸς τὸ ψῦχος· τά τε πνεύματα πολλὰ νότια· πλὴν αὐτῆς μιῆς ἐπιχωρίης· αὕτη δὲ πνέει ἐνίοτε, βίαιος καὶ χαλεπὴ καὶ θερμή· καὶ κέγχρωνα ὀνομάζουσι τοῦτο τὸ πνεῦμα· ὁ δὲ βορέης οὐ σφόδρα ἀφικνεῖ-

16 ται· ὁκόταν δὲ πνέῃ ἀσθενὴς καὶ βληχρός· Καὶ περὶ μὲν τῆς φύσηος· καὶ τῆς διαφορῆς· καὶ τῆς μορφῆς τῶν ἐν τῇ ἀσίῃ καὶ τῇ εὐρώπῃ, οὕτως ἔχει· περὶ δὲ τῆς ἀθυμίης τῶν ἀνθρώπων καὶ τῆς ἀνανδρείης ὅτι ἀπολεμώτατοί εἰσι, τῶν εὐρωπαίων οἱ ἀσιηνοί· καὶ ἡμερώτεροι τὰ ἤθεα, αἱ ὧραι αἴτιαι μάλιστα· οὐ μεγάλας τὰς μεταβολὰς ποιεύμεναι· οὔτε ἐπὶ τὸ θερμὸν· οὔτε ἐπὶ τὸ ψυχρὸν· ἀλλὰ παραπλήσιαι· οὐ γὰρ γίγνονται ἐκπλήξιες τῆς γνώμης· οὔτε μετάστασις ἰσχυρὴ τοῦ σώματος· ἀφ' ὅτων εἰκὸς τὴν ὀργὴν ἀγριοῦσθαί τε· καὶ τοῦ γνώμονος καὶ θερμοῦ μετέχειν μᾶλλον· ἢ ἐν τῷ αὐτέῳ ἀεὶ

---

1 τῶν γλ. *A* | **3** ὁ — ὁμοίως *om N* | τί *II B* | **4** δὲ *B* | ἢ] ὡς *II* | **5** ὁμιλίαν *A* | **6** οὖν *om P* | οὕτω *II* | ἔχειν μοι *A* | δοκέει *B* | **7** ἑλ. *E I II B* | **8** δασεῖα *II B* **10** ἑλ. *I* | ἔστι *P* | τοῖς *om II* | **12** τὸ *om N* | **15** φάσις *M II B* | **17** αὐτέου *B* αὐτόθι *A* | ἀνελθέες *II* ἀναλθέες *B* | κατατεθ. *II B* καὶ τεθ. *I A* | **19** πουλὺς *E II B* | **22** ὑπερπαχέες *II* — άχυτες *B* | **23** τήν] περὶ *E* | ὕπωχρον *A* | **24** βαρὺ

de caluis calui et de glaucis glauci. et strambis et tortis faciet
ora plerumque eius forme eadem ratio qui prohibet DE
MACROCEFALIS Macrocefalos nasci nunc autem similiter na-
scuntur ut prius. lex enim iam non ualet per neglegentiam
hominum. de his ergo sic mihi esse uidetur de his qui in- **15**
fans de regione illa paludestris est et aquosa et nemorosa
imbres enim nascuntur omni tempore multe et frondes. uictus
autem sunt hominibus paludestribus habitationes autem ligna
et canne in aquis fabricate: Medicamen autem utuntur deam-
bulatione usque ad ciuitatem et ad locum rebus coemendum
necessarium sed rebus singularibus lignis transmetant superiora
et inferiora fossa enim plurima sunt aque uero stantes et
calide ‖ omnibus que sunt de sole corrupte de imbribus multi- f. 26r
plicate: Ipse autem stabilior est omnium fluminum et currens
tranquillissime et fructus uero qui innascuntur ibidem omnes
inmatures sunt et corrupti et inperfecti de multitudinem aqua-
rum propter quod non maturantur: Aer enim multus optinet
regionem ex aquis. propter has species causas inmutate sunt.
ceteris hominibus hii habent fusienim. magnitudinem autem
ultra plenitudinem. articulorum autem euidentem nullum. Neque
uenam colorem uero pallidum habent ueluti qui ydropis sunt
uocem habent grauiorem hominum: His uero qui aere utuntur
limpido sed austrino et turbulento ad enim exercendum corpus
feriati sunt: Tempora autem non multa hidem utantur neque
ad zelum. neque ad frigus flatus multi austrini excepta aura
plurima regionalem hec autem flat aliquotiens uiolenta. et
pessima et calida que centronen nominant huius modi flatus.
aquilo uero non ualde adtingit: Cum autem flauerit inbeccillis
et lentus. De natura ergo diuersorum et forma in asia con- **16**
stituta se sic habet. de animositate autem hominum et uiri-
litatem ‖ quoniam inbecilles sunt: DE EVRVPA. His qui in f. 26v
europa sunt asiani et mansuetiores moribus tempora cause
sunt maxime. non magnas enim commutationes facientes neque
in calido neque in frigido sed consimiles neque enim fiunt
electiones fortes corpores de quibus iracundia conuenit et
ferari et inconsideratum et feruidum retinere magis in eodem

2 quid *Kw* | **3** s. iam non n. *Kw* | **5** in Faside *leg* | **7** fortes *Kw* | **9** modica a. *Kw* | **10** coemendis *Kw* | **18** causas species *Kw* | **19** fasieni *Kw* | **23** non l. *Kw* | **24** demutantur *Kw* | **25** zelum] *cf CGloss 6,37* aestus | **31** imbelles *Kw* | **35** eiectiones *Kw* | et f.] efferari *Kw*

τὰ τῶν *E* | χρεώμενοι *ante corr I* | **25** ἀ. νοτώδη (— δει *A*) καὶ θολερῷ *B A* | διερῷ *ss* διύγρῷ *M* | πρὸς τῷ ταλ. *A* | **27** πνῖγος *II B* πνύγος *E* | ψύχρος *N* | **28** αὐτμῆς *Koraes* αὔρης *Foes* | αὔτη *N E* | **29** βιαίως *N et ante corr P* | κέγχρονα *E II B* κέγχρων *M* | **31** ὅταν *I* | πνέει *N* | βληχρός. περὶ *II B* | **34** ἀνανδρείας *N I* | ἀπολεμώτεροι *II* | **39** ὧν *A* | **40** ἀγνώμονος *B A* | κ. θυμοειδέος *B* κ. θυμιάσεως *ss* θυμώδους *A* |

ὄντα· αἱ γὰρ μεταβολαί εἰσι τῶν πάντων· ἀεί τε ἐγείρουσαι
f. 65v τὴν γνώμην ‖ τοῦ ἀνθρώπου· καὶ οὐκ ἐῶσαι ἀτρεμίζειν· διὰ ταύτας ἐμοὶ δοκέει τὰς προφάσηας, ἄναλκες εἶναι τὸ γένος τὸ ἀσιηνὸν· καὶ προσέτι διὰ τοὺς νόμους· τῆς γὰρ ἀσίης τὰ πολλὰ βασιλεύεται· ὅκου δὲ μὴ αὐτοὶ ἑωυτέων εἰσὶ καρτεροὶ ἄνθρωποι· μὴ δὲ αὐτόνομες· ἀλλὰ δεσπόζονται, οὐ περὶ τουτέου αὐτέοισιν ὁ λόγος ἐστὶν· ὅπως τὰ πολέμια ἀσκήσωσιν· ἀλλ' ὅκως μὴ δόξωσι μάχιμοι εἶναι· οἱ γὰρ κίνδυνοι οὐχ' ὅμοιοι εἰσί· τοὺς μὲν γὰρ στρατεύεσθαι εἰκός· καὶ ταλαιπωρέειν καὶ ἀποθνήσκειν ἐξ ἀνάγκης· ὑπὲρ τῶν δεσποτῶν· ἄπο τε παιδίων καὶ γυναικὸς ὄντας· καὶ τῶν λοιπῶν φίλων· καὶ ὁκόσα μὲν ἂν χρηστὰ καὶ ἀνδρεῖα ἐργάσωνται, οἱ δεσπόται ἀπ' αὐτέων αὔξονταί τε καὶ ἐκφύονται· τοὺς δὲ κινδύνους καὶ θανάτους αὐτοὶ καρποῦνται· ἔτι δὲ πρὸς τούτοισι τῶν τοιούτων ἀνθρώπων, ἀνάγκη ἐρημοῦσθαι τὴν γῆν ὑπό τε ἀπολεμίων καὶ ἀργίης· ὥστε καὶ εἴ τις φύσει πέφυκεν ἀνδρεῖος καὶ εὔψυχος, ἀποτρέπεσθαι τὴν γνώμην ἀπὸ τῶν νόμων· μέγα δὲ τεκμήριον τούτων· Ὁκόσοι γὰρ ἐν τῇ ἀσίῃ ἕλληνες ἢ βάρβαροι· μὴ δεσπόζονται· ἀλλ' αὐτόνομοί εἰσι καὶ ἑωυτέοισι ταλαιπωρεῦσιν, οὗτοι μαχιμώτατοι εἰσὶ πάντων· τοὺς γὰρ κινδύνους· ἑωυτέων πέρϊ κινδυνεύουσι· καὶ τῆς ἀνδρείης αὐτέοι τὰ ἆθλα φέρονται· καὶ τῆς δειλίης τὴν ζημίην ὡσαύτως· εὑρήσεις δὲ καὶ τοὺς ἀσιηνοὺς διαφέροντας αὐτοὺς ἑωυτέων· τοὺς μὲν βελτίονας· τοὺς δὲ φαυλοτέρους ἐόντας· τουτέων δὲ αἱ μεταβολαὶ αἴτιαι τῶν ὡρέων· ὥσπέρ μοι εἴρηται ἐν τοῖς προτέροισι· Καὶ περὶ μὲν τῶν ἐν τῇ ἀσίῃ,
17 οὕτως ἔχει· ἐν δὲ τῇ εὐρώπῃ· ἔστιν ἔθνος σκυθικὸν· ὃ περὶ τὴν λίμνην οἰκεῖ τὴν μαιῶτϊν· διαφέρον τῶν ἐθνέων τῶν ἄλλων· σαυρομάται καλεῦνται· τουτέων αἱ γυναῖκες ἱππάζονταί τε καὶ τοξεύουσι· καὶ ἀκοντίζουσιν ἀπὸ τῶν ἵππων· καὶ μάχονται τοῖς πολεμίοις· ἕως ἂν παρθένοι ἐῶσιν· οὐ (ἀπο) παρθενεύονται δὲ μέχρις ἂν τῶν πολεμίων τρεῖς ἀποκτείνωσι· καὶ οὐ πρότερον συνοικέουσιν· ἥπερ τὰ ἱερὰ θύουσαι τῷ ἐννόμῳ· ἣ δ' ἂν ἄνδρα ἑωυτῇ ἄρηται· παύεται ἱππαζομένη· ἕως ἂν μὴ ἀνάγκη καταλάβῃ παγκοίνου στρατείης· τὸν δεξιὸν δὲ μαζὸν οὐκ ἔχουσι· παιδίοις γὰρ ἐοῦσιν ἔτι νηπίοις· αἱ μητέρες χάλκεον τετεχνημένον ἢ ἐπ' αὐτῷ τουτέῳ διάπυρον ποιέ(αι)ουσι, πρὸς τὸν μαζὸν τιθέασι τὸν δεξιόν· καὶ ἐπικαίεται·

---

1 ἀ. τ. ἐ.] αἱ ἐπεγείρουσαι *A* | ἐγείρουσι *E II B* | 2 ἐῶσιν *II* | 5 καρτεροὶ οἱ ἄ. *B* καρτερωταὶ ἄ. *A* | 6 αὐτόνομοι *II B* | 7 ἐστὶν ὁ λόγος *A* | 10 ἀπό τε *P* | 11 γυναικῶν *A* | ἐόντας *E II B* | καὶ *ante* ὁ. *om A* | 14 ἡμεροῦσθαι τὴν ὀργὴν *Zwinger* | 15 ἀπὸ *N* πολεμίων *II* | 17 ὑπὸ *A* | 19 οὔ τοι *B* |

semper constituto: Demutationes enim sunt omnium semper pergentes mentem hominum et fionsientes sinere. propter has causas infirme mihi uidetur esse genus asianorum: Et insuper ter leges. asia enim plerumque regnatur ubi enim non ipsi sibi sunt fortiores homines. neque suis iuris sed sub domino sunt. non de hac re illis est ratio quomodo de bellicam rem exerceant sed quatenus non uideantur pugnaces esse pericula enim non similia sunt aliquos enim militare conuenit et laborare et mori ex necessitate. A dominantibus a filiis enim coniugibus separati et reliquis amicis et quecumque quidem utilia et fortia operantur: Domini ab ipsis fiunt et bene nascuntur et periculum mortis consecuntur. Ad hoc enim cum his talium hominum necesse est dosolare terra propter bellum totius ita ut si quid ‖ natura fuerit. fortes et boni colores f. 27r
mentem a legibus: Magnum autem exemplum horum quicumque enim minas greci uel barbari non sub dominio sunt sed iuris et ipsi sibi laborant. hii quidem bellatores pericula siuisus tenere et palmam uirtutes ferent et timores damna similiter: Inueniens autem asianorum qui differunt inter se alios meliores alios inferiores: Quorum autem inmutationes cause sunt temporum sicuti superius dixi. etenim de his qui in asia sunt 17
sic habes: In europa autem est genus scythicum quod circa paludem habet meotidem differens gentibus aliis sarma et euideant. aliis horum mulieres equitantes sagitat et astas de aquis mittunt et pugnant cum bellatoribus quoad usque uirgines sunt. non uiolantur quo usque bellatores tres interficerint. et non prius coniunguntur nisi ante sacra immolent que in lege sunt uirum siuia eliget et desinet equitarent. si necessitas obuenerit communis omnibus militie dextram autem maxillam non habent infantibus enim constitutis. adhuc paruulis matris aera eum fabricatum in eodem ignitum facientes ad millam. Interponunt dextram et inpositum habetur ita ut crementum

2 erigentes *Kw* | et non sinentes *Kw: fort* et obsistentes | **4** propter *Kw* | **5** suis: *cf p 35,16. 49,4. 45,17* | **6** de *ante* b. *del Kw* | **13** desolari terram *Kw* | **14** totius] et otium *Kw* | quis *Kw* | cordis *Kw: an* caloris? | **16** minas] in Asia *Kw* | iuris: *cf p 35, 5* | **17** sibi sustinent et *Kw* | **19** inuenies *Kw* | **22** habet *Kw* | **23** sarmate uocantur. h. *Kw* | **24** equitant et sagittas et a. de equis *Kw* | **28** sibi eliget *leg* | equitare nisi *Kw* | **29** mamillam *Kw* | **31** aereum: *CGloss 6, 35* | mamillam *Kw*

26 ἔστιν *om N* **28** σαυρομᾶται *E I II B* | **30** ἀπο *ss man recentior in V: m 1 ss in I* | οὐ ἀποπαρθ. *M P N* οὐκ ἀποπαρθ. *E II B* | **32** θύουσαι *pro* θύουσιν *corr m 1 I* θύσωσιν *Koraes* | τῶ ἐν νόμω *M N E II B* τὰ ἔννομα *A: an* τῷ Ἐνυαλίῳ? | **33** ἑαυτῇ *B* | ἄρ.] αἱρεῖται καὶ *A* | παύηται *E II B* | **36** χαλκίον *Heringa* | χ., ὃ τετ. ἤ, ἐπ' *B* | ἢ *del edd* | ποιέουσαι *M P N E I II B* | **37** ἐπικέεται *II* |

ὥστε τὴν αὔξησιν φθείρεσθαι· ἐς δὲ τὸν δεξιὸν ὦμον καὶ
18 βραχίονα πᾶσαν τὴν ἰσχῦν καὶ τὸ πλῆθος ἐκδιδόναι· Περὶ δὲ τῶν λοιπῶν σκυθέων τῆς μορφῆς· ὅτι αὐτοὶ αὐτοῖσιν ἐοίκασι καὶ οὐδαμῶς ἄλλοις, ὡυτὸς λόγος καὶ περὶ τῶν αἰγυπτίων· πλὴν ὅτϊ οἱ μὲν ὑπὸ τοῦ θερμοῦ εἰσὶ βεβϊασμένοι· οἳ δ' ἀπὸ τοῦ ψυχροῦ· ἡ δὲ σκυθέων ἐρημίη καλευμένη, πεδιάς ἐστι καὶ λειμακώδης καὶ ὑψηλὴ καὶ ἔνυδρος μετρίως· ποταμοὶ γάρ εἰσι μεγάλοι· οἳ ἐξοχετεύουσι τὸ ὕδωρ ἐκ τῶν πεδίων· ἐνταῦθα καὶ οἱ σκύθαι διαιτεῦνται· νομάδες δὲ καλεῦνται· ὅτι οὐκ ἔστιν οἰκήματα· ἀλλ' ἐν ἀμάξαις οἰκεῦσιν· αἱ δὲ ἀμάξαι εἰσίν, αἱ μὲν ἐλάχισται τετράκυκλοι· αἱ δὲ ἑξάκυκλοι· αὗται δὲ πηλοῖς περιπεφραγμέναι· εἰσὶ δὲ καὶ τετεχνασμέναι· ὥσπερ οἰκήματα τὰ μὲν ἁπλὰ· τὰ δὲ καὶ τριπλά· ταῦτα δὲ καὶ στενὰ πρὸς ὕδωρ καὶ πρὸς χιόνα καὶ πρὸς τὰ πνεύματα· τὰς δὲ ἀμάξας ἕλκουσι ζεύγεα· τὰς μὲν δύο· τὰς δὲ τρία βοῶν κέρως ἄτερ· οὐ γὰρ ἔχουσι κέρατα ὑπὸ τοῦ ψύχεος· ἐν ταύταις μὲν οὖν ταῖς ἀμάξαις· γυναῖκες διαιτεῦνται· αὐτοὶ δὲ ἐφ' ἵππων ὀχεῦνται οἱ ἄνδρες· ἕπονται δὲ αὐτέοις καὶ τὰ πρόβατα ἐόντα καὶ αἱ βόες καὶ οἱ ἵπποι· μένουσι δ'.ἐν τῷ αὐτέῳ τοσοῦτον χρόνον, ὅσον ἂν ἀπόχρη ὡυτέοισι τοῖς κτήνεσιν ὁ χόρτος· ὁκόταν δὲ μηκέτι, εἰς ἑτέρην χώρην μετέρχονται· αὐτοὶ δ' ἐσθίουσι κρέδεφθα· καὶ πίνουσι γάλα ἵππων· καὶ ἱππάκην τρώγουσι·
19 τοῦτο δ' ἐστὶ τυρὸς ἵππων· τὰ μὲν ἐς τὴν δίαιταν αὐτέων οὕτως ἔχει καὶ τοὺς νόμους· περὶ δὲ τῶν ὡρέων καὶ τῆς μορφῆς·
f. 66r ὅτι πολὺ ἀπήλλακται τῶν λοιπῶν || ἀνθρώπων τὸ σκυθικὸν, γένος· καὶ ἔοικεν αὐτὸ ἑωυτέῳ· ὥσπερ τὸ αἰγύπτιον· καὶ ἥκιστα πολυγόνον ἐστὶ· καὶ ἡ χώρη ἐλάχιστα θηρία τρέφει κατὰ μέγεθος καὶ πλῆθος· κεῖται γὰρ ὑπ' αὐταῖς ταῖς ἄρκτοις· καὶ τοῖς ὄρεσϊ τοῖς ῥιπαίοισιν· ὅθεν ὁ βορέης πνέει· ὅτε ἥλιος τελευτῶν ἐγγύτατα γίγνεται· ὁκόταν ἐπὶ τὰς θερινὰς ἔλθῃ περιόδους· καὶ τότε ὀλίγον χρόνον θερμαίνει. καὶ οὐ σφόδρα τὰ δειπνεύματα τὰ ἀπὸ τῶν θερμῶν πνέοντα ἀφικνεῖται· ἣν μὴ ὀλιγάκις καὶ ἀσθενέα· ἀλλ' ἀπὸ τῶν ἄρκτων ἀεὶ πνέουσι, πνεύματα ψυχρὰ ἀπό τε χιόνος καὶ κρυστάλλου καὶ ὑδάτων πολλῶν· οὐδέποτε δὲ τὰ ὄρεα ἐκλείπει· ἀπὸ τουτέων δὲ διοικητά ἐστιν· ἠὴρ τὲ κατέχει πουλὺς τῆς ἡμέρης τὰ πεδία· καὶ ἐν νότοισι διετεῦνται· ὥστε τὸν μὲν χειμῶνα ἀεὶ εἶναι·

---

1 διαφθ. *ante corr M* | **2** ἰσχὺν *E I II B* | **4** τῶν *om B* | **5** οἱ δὲ *B* | ὑπὸ *Heringa* | **7** ὀψιλὴ *ante corr. I* ψιλὴ *II* | **9** Σκῦθαι *B* | διετεῦνται *ante corr I* | Νόμαδες *B* | **10** *et* **11** ἁμ. *et* ἑξ. *M E II B* | **12** πιλοῖς *II* | **13** ἁπλᾶ *I II B* διπλᾶ *Koraes* | καὶ *om B* | τριπλᾶ *II B* | **14** στεγνὰ *Hemsterhusius* | **15** ἁμ. *M E I II B* | **16** ἄτερ *N II B* | τοῦ *om E II B* | ψύχους *P* | **17** ἁμ. *M E I II B* | αἱ γ. *Koraes* | δ' ἐφ' *E II B* | **18** τὰ ἐόντα *Koraes* ἐόντα πλεῖστα *Gomperz* | **21** ἔρχονται *E II B* | δὲ *N* | **22** κρέα ἑφθὰ *II B* | ἱππάκην *M N E II B* ἱππὰ

ex eadem ‖ causa corrumpant in dextrum autem humerum f. 27v
et brachium ob uirtutem et multitudinem trahet. De reliquis 18
autem scithicum forma quoniam sibi ipsi similant et nec alia
aliis eadem rationem: Et de egyptis tamen quoniam de calido
coacti: hii autem de frigido scythytarum autem desertio que
dicitur campestria et paludestria et alta et aquosa mediocriter:
Flumina enim sunt magna eminentia. ita aqua de campis
ibidem scythe commorantur. nodames appellantur. quia non
insunt domicilia sed in uehiculis habitant. Vehicula autem sunt
minime quadrirote sunt autem que sex rotas habent. Hec
autem adinuente habitationes inferiores et superius et duplices
sunt: hee sunt autem constricte uel solide ad aqua et ad
niues et ad tempestatis uehicula autem trahent ipsi iuga boum
aquatriacola. trahentia cornu autem non habent de frigore
in his uehiculis mulieres conuersantur ipsis uero equis uehuntur
uiri secuntur autem eos uobis et equos. consistunt autem in
eodem loco tanto tempore quousque sufficit illis ipsis pecoribus.
fenum autem cum non fuerit ad aliam regionem tran‖seunt: f. 28
Ipsis autem comedunt carnes assas et bibunt lac equinum et
inpace manducant. id est caseum equinum. Que ad uictum 19
eorum pertinet sic habet. et circa legis temporibus et formis
eorum sic est: Quoniam multum demutati sunt ceteris hominibus: DE SITHIS Scythicum autem genus et simile sibi sic
uti egyptum minime multi genus est et regio minimas bestias
nutrit et magnitudinem necessario: Posita autem est sub insalus
arturos et montibus precellentes unde boreas flat sol enim
consumans proximus fit. quando ad estibas uenit inmutationes.
et tunc modico tempore calefacet non ualidi flatus autem
calidioribus flans non perueni raro nisi et leuiter sed et arturos
semper flans flatos frigidos de niuibus glacie et aquis multis
et numquam monte deficiunt. Propter hec ergo iniababilia
sunt Aerem enim continent multum per dies campos et in
ipsis commorantur. ita ut hii semper illis estas uero paucos

2 ob] omnem *Kw* | **4** egyptis] *cf p 37, 24* | **7** eminantia *leg* | **14** *fort* aut duo aut tria cola: *cf Thes LL* colifarius | **16** boues *Kw* | **20** hippacen *Kw* | **21** de t. *Kw* | **24** egyptum] *cf p 31, 2. 37, 4 Thes LL 1, 960, 58* | multigenus] *cf p 41, 12* | **25** *fort* issulos | **26** precellentes] *CGloss 7* praecello, procello *Serv Verg G 3, 382* | **27** consummans *Kw* | **29** peruenit nisi raro *Kw* | ex arcturis s. flant *Kw* | **31** inhabitabilia *Kw* | **33** ut hiems *Kw* |

κὴν *P I* | **23** εἱς *E II B* | **24** δὲ] τε *edd* | **25** ἀνθρώπων *om I* | **27** πολύγονον *P E I II B* | **28** ἐπ' *II* | **30** ἔλθοι *I* | **32** πνεῖ πνεύματα *in marg M* διαπνεύματα *II B* δὴ πν. *P* δὲ πν. *Littré* | οὐκ ἀφ. *Littré* | **34** κρυστάλλων *II B* | **35** τὰ *om N* | ὑπὸ *Koraes* | διοικ. *ita ut facile legas* δισικ. *V* διοικ. *M E I* δισικ. *N* δυσοίκητά *II B et omisso* δὲ *P* | **36** πολὺς *N* | **37** νοσησι *ss* οι *I* αὐτέοισι *Littré* τούτοισι *Reinhold* | διαιτ. *M N E I II B et ss* ε *P* |

τὸ δὲ θέρος ὀλίγας ἡμέρας· καὶ ταύτας μὴ λίην· μετέωρα γὰρ τὰ πεδία καὶ ψιλὰ καὶ οὐκ ἐστεφάνωνται ὄρεσιν· ἀλλ᾽ ἡ αὐτὴ ἀπὸ τῶν ἄρκτων αὐτόθι· καὶ τὰ θηρία οὐ γίγνεται μεγάλα· ἀλλ᾽ οἷά τέ ἐστιν ὑπὸ γῆν σκεπάζεσθαι· ὁ γὰρ χειμὼν κωλύει καὶ τῆς γῆς ἡ ψιλότης· ὅτι οὐκ ἔστιν ἀλέα· οὐδὲ σκέπη· αἱ γὰρ μεταβολαὶ τῶν ὡρέων οὐκ εἰσὶ μεγάλαι οὐδὲ ἰσχυραί· ἀλλ᾽ ὅμοιαι καὶ ὀλίγον μεταλλάσσουσαι· διότι καὶ τὰ εἴδεα· ὅμοια αὐτὰ ἑωυτέοις εἰσί· σίτω τὲ χρεόμεναι ἀεὶ ὁμοίως· ἐσθῆτι τὲ τῇ αὐτέῃ καὶ θέρεος καὶ χειμῶνος· τόν τε ἠέρα ὑδατεινὸν ἕλκοντες καὶ παχῦν· τά τε ὕδατα πίνοντες ἀπὸ χιόνος καὶ παγετῶν· τοῦ τε ταλαιπώρου ἀπεόντος· οὐ γὰρ οἷόν τε τὸ σῶμα ταλαιπωρέεσθαι· οὐδὲ τὴν ψυχὴν ὅκου μεταβολαὶ μὴ γίγνονται ἰσχυραί· διὰ ταύτας τὰς ἀνάγκας· τὰ εἴδεα αὐτῶν παχέα ἐστὶ καὶ σαρκώδεα· καὶ ἄρθρα καὶ ὑγρὰ καὶ ἄτονα· αἵ τε κοιλίαι ὑγρόταται πασέων κοιλιῶν αἱ κάτω· οὐ γὰρ οἷόν τε νηδῦν ἀναξηραίνεσθαι ἐν τοιαύτῃ χώρῃ καὶ φύσει καὶ ὥρης καταστάσει· ἀλλὰ διὰ πιμελήν τε καὶ ψιλὴν τὴν σάρκα· τά τε εἴδεα ἔοικεν ἀλλήλοισι· τά τε ἄρσενα τοῖς ἄρσεσι· καὶ τὰ θήλεα τοῖς θήλεσι· τῶν γὰρ ὡρέων παραπλησίων ἐουσέων· φθοραὶ οὐκ ἐγγίγνονται οὐδὲ κακώσηες ἐν τῇ τοῦ τομοῦ ξυμπήξει· ἢν μή τινος ἀνάγκης βιαίου τύχης

20 ἢ νούσου· μέγα δὲ τεκμήριον ἐς τὴν ὑγρότητα παρέξομαι· σκυθέων γὰρ τοὺς πολλοὺς ἅπαντας ὅσοι νομάδες εὑρήσεις· κεκαυμένους τούς τε ὤμους καὶ τοὺς βραχίονας· καὶ τοὺς καρποὺς τῶν χειρέων· καὶ τὰ στήθεα· ἰσχία καὶ τὴν ὀσφῦν· δι᾽ ἄλλ᾽ οὐδέν, ἢ διὰ τὴν ὑγρότητα τῆς φύσηος καὶ τὴν μαλακίην· οὐ γὰρ δύνανται οὔτε τοῖς τόξοις ξυντείνειν· οὔτε τῷ ἀκοντίῳ ἐμπίπτειν τῷ ὤμῳ ὑπὸ ὑγρότητος καὶ ἀτονίης· ὁκόταν δὲ καυθῶσιν· ἀναξηραίνεται ἐκ τῶν ἄρθρων τὸ πολὺ τοῦ ὑγροῦ· καὶ ἐντονώτερα μᾶλλον γίνεται καὶ τροφιμώτερα καὶ ἠρθρωμένα τὰ σώματα μᾶλλον· ῥοϊκὰ δὲ γίνεται καὶ πλατέα, πρῶτον μὲν ὅτι οὐ σπαργανοῦνται ὥσπερ ἐν αἰγύπτῳ· οὐδὲ νομίζουσι διὰ τὴν ἱππασίην· ὅκως ἂν εὔεδροι ἔωσιν· ἔπειτα δὲ διὰ τὴν ἕδρην· τά τε γὰρ ἄρσενα· ἕως ἂν οὐχ᾽ οἷά τε ἐφ᾽ ἵππου ὀχέεσθαι, τὸ πολὺ τοῦ χρόνου κάθηται ἐν τῇ ἀμάξῃ καὶ βραχὺ τῇ βαδίσει χρέονται· διὰ τὰς μεταναστάσηας καὶ περιελάσηας· τὰ δὲ θήλεα θαυμαστὸν οἷον ῥοϊκὰ εἶναι τὰ εἴδεα· πυρρὸν δὲ τὸ γένος ἐστὶ τὸ σκυθικὸν διὰ τὸ ψῦχος· οὐκ ἐπιγινομένου ὀξέος τοῦ ἡλίου· ὑπὸ δὲ τοῦ ψύ-

2 ἀλλ᾽ ἀνάντη ὑπὸ *II* ἀλλ᾽ ἢ ἂν, τῇ ἀπὸ *B* ἀλλ᾽ αὐτῇ ὑπὸ *A* | **5** ὅτι] ἔτι *N* καί τι *M E* καίτοι *II B* | ἀλ. *N E I II B* | **7** μεταβάλλουσαι *E II B* | **8** ὁμοῖοι αὐτοὶ *Koraes* | χρεόμενοι *corr P B* χρέονται *II* | **9** ὁμοίῳ *Koraes* | τῇ τε *B* | **10** παχύν *E I II et corr B* | **11** ἀπέοντος *M B* ἀπεόντες *Ed. Schneider* | **13** μὴ οὐ *P* | **14** ἄναρθρα *Littré* | **16** νηδὺν *I II* | τῇ αὐτῃ *N* | **21** γόνου *II B* |

habeant dies et hos non ualde calidos altiores enim sunt campi et non ordinantur temporibus sed idem estas septem trionem ibidem et bestie non nascuntur magne sed alia possunt sub terra tegi. Hiemps enim prohibet terre altitudo quoniam non est uapor || neque tegmen: Inmutationes enim temporum non f. 28v sunt magne neque ualide sed similes. et modicum quid inmutant. propter species similes. sibis cibo utuntur semper similes uestem eadem estatem eademque et hieme aere humido trahentes et pinguis aquas bibentes de glacie et niuibus calore absente non ualent corpore laborare. Neque ab animo ubi inmutationes aeres non fortes propter has necessitates species eorum pinguis sunt et carnose et inarticulate et humide sed omnia inbecilla: Ventres autem humidiores non enim ualent et temporis qualitatem. sed semper pinguescunt et solam carnem. Specie autem similes sunt siue masculis et femines montibus enim constitutis. Differentie non fiunt nec uexationes in quagulatione austrini si alicuius necessitas uolentie ueniant morbi. Magnum enim documentum in humilitatem ostendam: DE SITARVM. PLERVMQVE OMNES QVI NODAMES SVNT INVE **20**
urtos humores et brachia. et articulas summas manus et pectores et uertebras propter aliud nihil nisi humide essent naturae et molitie: Non enim possunt sagittarum arcus extendere || neque iaculum incumbere humero propter humorem et infirmi- f. 29r tatem: Cum autem usti fuerint siccantur et ex articulis quod plus humores est. et farmaces efficiuntur et sicciora. et articula quidem correcta magis fiunt et lata primo quidem aspargens id non utuntur: Quomodo in egypto equitum et bubum sessionem. deinde propter soliditatem etenim masculi quousque eaque in equitatum exerceant plurimum temporis: Sedent in uehiculo et modice ambulationem utuntur propter transmigrationes et circuitiones DE FEMINIS Feminis autem admirabiles ita ut decem speciem et tardam robeum est enim genus scytarum propter frigus non adueniens: De frigore enim candor

---

2 est a septemtrione *Kw* | **3** qualia *Kw* | **7** propterea specie s. sibi sunt. *Kw* | **15** sibi *Kw* | **17** coagulatione austri nisi *Kw* | uiolentie *leg* | **18** humiditatem *Kw* | **19** nomades *Kw: cf p 37, 8* | inuenies ustos humeros *Kw* | **20** articulas] *Thes LL 2, 689, 16* | **25** farmacis *leg* | **26** sparganis *Kw* | **31** *fort* admirabile sit haut decens | **32** rubeum *m 2* |

τύχῃ *edd* | **22** νόσου *M* | δὲ *om II* | **23** ἀπ.] μάλιστα *B* | **25** ὀσφύν *E II* ὀσφῆν *B* | **31** τῷ σώματι *I* | **33** ἂν ἔνεδροι *II B* ἀνένεδροι *corr B* | **35** κάθηνται *A* | **36** τῇ *ante* ἀμ. *om N* | ἀμ. *E I II B* | **37** τά τε *A* | **38** εἶναι *om P* ἐστι *Koraes* | εἴδεα καὶ βραδέα. πυῤῥὸν *B A* εἴδεα κ. βλαδέα. π. *Koraes* | **39** ἐπιγεν. *E II B* | ὀξέως *E II B et ante corr I* |

21 χεος· ἡ λευκότης ἐπικαίεται· καὶ γίγνεται πυρρή· πολύγονον δὲ οὐχ' οἷόν τε εἶναι φύσιν τοιαύτην· οὔτε γὰρ τῷ ἀνδρὶ ἡ ἐπιθυμίη τῆς μίξηος γίγνεται πολλή· διὰ τὴν ὑγρότητα τῆς φύσηος καὶ τῆς κοιλίης τὴν μαλακότητά τε καὶ τὴν ψυχρότητα· ἀπὸ τῶν, ἥκιστα εἰκὸς εἶναι ἄνδρα οἷόν τε λαγνεύειν· καὶ ἔτι ὑπὸ τῶν ἵππων ἀεὶ κοπτόμενοι, ἀσθενεῖς γίγνονται εἰς τὴν μίξιν· Τοῖσι μὲν ἀνδράσιν αὗται αἱ προφάσηες γίγνονται· τῇσι δὲ γυναιξὶν, ἥ τε πιότης τῆς σαρκὸς καὶ ὑγρότης· οὐ γὰρ δύνανται ἔτι ξυναρπάζειν αἱ μῆτραι τὸν γόνον· οὔτε γὰρ f. 66v ἐπιμή||νιος κάθαρσις αὐτέῃσι γίγνεται ὡς χρεών ἐστιν· ἀλλ' ὀλίγον καὶ διὰ χρόνου· τό τε στόμα τῶν μητρέων ὑπὸ πιμελῆς ξυγκλείεται· καὶ οὐχ' ὑποδέχεται τὸν γόνον· αὗται τὲ ἀταλαίπωροι καὶ πιεραὶ καὶ αἱ κοιλίαι ψυχραὶ καὶ μαλακαί· καὶ ὑπὸ τουτέων τῶν ἀναγκαίων οὐ πολύγονόν ἐστι τὸ γένος τὸ σκυθικόν· μετὰ δὲ, τεκμήριον αἱ οἰκέτιδες ποιέουσιν· οὐ γὰρ φθάνουσι παρὰ ἄνδρα ἀφικνεύμεναι· καὶ ἐν γαστρὶ ἴσχουσαι
22 διὰ τὴν ταλαιπωρίην καὶ ἰσχνότητα τῆς σαρκός· Ἔτι τὲ πρὸς τουτέοισιν εὐνουχίαι γίνονται οἱ πλεῖστοι ἐν σκύθαισι· καί γυναικεῖα ἐργάζονται· καὶ αἱ γυναῖκες διαλέγονταί τε ὁμοίως· καλεῦνται τὲ οἱ τοιοῦτοι ἀνδριεῖς· οἱ μὲν οὖν ἐπιχώριοι τὴν αἰτίην προστιθέασι θεῷ· καὶ σέβονταί τε τουτέους τοὺς ἀνθρώπους καὶ προσκυνέουσι· δεδοικότες περί τε ὠυτέων ἕκαστοι· ἐμοὶ δὲ καὶ αὐτέῳ δοκεῖ, ταῦτα τὰ πάθεα θεῖα εἶναι καὶ τἄλλα πάντα· καὶ οὐδὲν ἕτερον ἑτέρου θειότερον οὐδὲ ἀνθρωπινώτερον· ἀλλὰ πάντα θεῖα· ἕκαστον δὲ ἔχει φύσιν τῶν τοιουτέων· καὶ οὐδέν ἄνευ φύσηος γίγνεται· καὶ τοῦτο τὸ πάθος ὥς μοι δοκέει γίγνεσθαι, φράσω· ὑπὸ τῆς ἱππασίης αὐτέους κέδματα λαμβάνει· ἅτε ἀεὶ κρεμαμένων ἀπὸ τῶν ἵππων τοῖς ποσὶν· ἔπειτα ἀποχωλοῦνται καὶ ἕλκονται τὰ ἰσχία οἳ ἂν σφόδρα νοσήσωσιν· ἰῶνται δὲ σφᾶς αὐτέους τρόπῳ τοιῷδε· ὁκόταν ἄρχηται ἡ νοῦσος· ὄπισθεν τοῦ ὠτὸς ἑκάτερα φλέβα τάμνουσιν· ὅταν δὲ ἀπορρυῇ τὸ αἷμα, ὕπνος ὑπολαμβάνει ὑπὸ ἀσθενείας· καὶ καθεύδουσιν· ἔπειτα ἀνεγείρονται· οἱ μέν τινες, ὑγἱεῖς ἐόντες· οἱ δ' οὔ· ἐμοὶ μὲν οὖν δοκέει ἐν ταύτῃ τῇ ἰήσει διαφθείρεσθαι· εἰσὶ γὰρ παρὰ τὰ ὦτα φλέβες· ἃς ἐάν τις ἐπἴτάμῃ ἄγονοι γίγνονται οἱ ἐπιτμηθέντες ταύτας· τοίνυν μοι δοκέουσι τὰς φλέβας ἐπιτάμνειν· οἱ δὲ μετὰ ταῦτα·

2 δὲ] τε *P* | τε] τ' *II* | **4** μαλθακ. *E II B* | **5** ἀφ' ὅτων *A* | εἶναι *om A* | **10** αὐτέοισι *I* | **12** αὐταὶ *edd* | **14** ἀναγκέων *P B* | πολύγωνόν *I* | **15** μέγα *II B et corr E* | **16** ἴσχουσι *II* ἔχουσαι *B* | **18** τουτέσιν *E* | σκύθεσιν *E II B* | **19** καὶ αἱ γυναῖκες *om N* | καὶ ὡς αἱ *II B* | διαιτεῦνται διαλ. *Gomperz* | **20** ἀνανδριεῖς *II B* ἀνανδρεῆς *A* Ἀναριεῖς *Gomperz* | οὖν *om II B* | **21** σεύονται *E I B* | τε *om E II B* | **22** περί τ' ὠ. *P* περὶ ὠ. *I* περὶ ἑωυτέων *Koraes* | **25** πάντα ὅμοια καὶ πάντα

nutritur et efficitur robeum multigenam non iudicantes. sed talem naturam. neque enim uiro uoluntas nascitur mixtiones multas propter humiditatis habilitatem et uentris mollitiem simul et frigdorem. ex quibus minime uidetur mirum posse cohire adhuc que ex ea quis semper concusi debilis efficiuntur ad cohitum. uiris uero hec cause accidunt: mulieribus uero pinguitudo carnis et humidas non possunt iam matrices semen percipere neque enim menstrua purgatio eius aduenit quomodo oportet ‖ sed modica interuallum meatum autem matrices de adipe cibi conclusus est et non suscepit semen: hec otiose sunt et pinguis et uentris frigidos et molles. ex his necessitatibus non multi genus est. genus scythicum magnum autem exemplum. oi k etiā hec faciunt. Non enim prius ad uirum pergunt cum in utero habent propter laborem et siccitatem carnium. adhuc etiam in his eunuchi fiunt plurimi in schithia et muliebria operantur et uti miliabres. Regionales uero causam istam adplicant deeo et colent huius modi homines et adorant metuentes de se ipsis singulis: Mihi autem ipso uidetur eiusmodi causati esse et alia omnia et nihil aliud thioteron. neque antrinoheran sed omnia similia et omnia chia unaquaque habet natura eorum. et nihil sine natura fit: et hec causa quem ad modum mihi uidetur nasci dicam equitatum eos. ke aucato habere utpote semper pendentis da ea equis. deinde obdurescent et eisdem pedes et uertebra uulnerant. quarum ualde egrotauerint: curant autem se ipsos hoc modo: cum ceperint morbum post aurem utramque fenam secant. cum fluxerit sanguis siminus conprehendit defectionem ‖ et dormiunt. deinde riguntur. quidam ipsorum salui constituti. alii uero non mihi uidetur in hac curatione corrumpi. Sunt enim circa aures uene quasi quis secuerit. sine femine usu efficiuntur. Has ergo mihi uidentur uenas secare his uestrum perrexerint

Margin: 21 (beside line 1); f. 29v (beside line 9); 22 (beside line 15); f. 30r (beside line 27)

1 inuritur *leg* | rubeum *m 2* | iudicant esse t. *Kw* | **3** multa *Kw* | **4** uirum *Kw* | **5** ex equıs *Kw* | concussi *Kw* | **7** humiditas *Kw* | **8** eis *Kw* | **10** suscipit *m 2* | hee *m 2* | **11** pingues et uentres *m 2* | **12** multigenus] *cf p 37, 24. 41, 1* | **13** oiketides f. *Kw* | prius *del m 2* | **16** mulieres *Kw* | **17** deo *Kw* | **19** causa thia esse *Kw* | **20** anthropinoteron *Kw* | thia *Kw* | **22** κεδματα h. *Kw* | **23** de equis *Kw* | **26** uenam *m 2* | **27** somnus *Kw* | defectione *Kw* | **28** eriguntur *Kw* | **30** quas si qui secuerint *m 2* | **31** hi postea cum p. *Kw*

θεῖα *B A* | δὲ αὐτέων ἔχει *A* | **28** αὐτέης *N E I B* | κέδβατα *I* | καταλαμβάνει *A* | **29** ἀποχολ. *P E* | ἑλκοῦσιν *A* ἑλκοῦνται *Mercurialis* | **30** ὅταν *A* | αὐτοὺς *E II B* ἑαυτοὺς *A* | **31** ὁκ. γὰρ ἄρχ. *A* | ἑκατέραν *II* ἑκατέρου *A* | **32** ὁκόταν *edd* | **33** ἀσθενείης *edd* | ἀναγείρονται *P N E I II B* | **34** δὲ, οὐ *B* | δοκέουσι *A* | **35** ἰήασει *N* | διαφθ. ὁ γόνος· εἰσὶ *B A* |

ἐπειδ᾽ ἂν ἀφίκωνται παρὰ γυναῖκα· καὶ μὴ οἷοί τε ὦσι χρῆσθαι σφῆσιν αὐταῖς, τὸ πρῶτον οὐκ ἐνθυμεῦνται· ἀλλ᾽ ἡσυχίην ἔχουσι· ὁκόταν δὲ δὶς καὶ τρὶς πλεονάκις αὐτέοισι πειρωμένοισι· μηδὲν ἀλλοιότερον ἀποβαίνῃ· νομίσαντές τι ἡμαρτηκέναι τῷ θεῷ ὃν ἐπαιτιῶνται, ἐνδύονται στολὴν γυναικείην· καταγνόντες ἑωυτέων ἀνανδρείην· γυναικίζουσί τε καὶ ἐργάζονται μετὰ τῶν γυναικῶν ἃ καὶ ἐκεῖναι· τοῦτο δὲ πάσχουσι, σκυθέων οἱ πλούσιοι οὐχ᾽ οἱ κάκιστοι · ἀλλ᾽ οἱ εὐγενέστατοι καὶ ἰσχῦν πλείστην κεκτημένοι διὰ τὴν ἱππασίην· Οἱ δὲ πένητες ἧσσον· οὐ γὰρ ἱππάζονται· καίτοι ἐχρῆν· ἐπεὶ θειότερον τοῦτο τὸ νόσευμα τῶν λοιπῶν ἐστιν· οὐ τοῖς γενναιοτάτοις τῶν σκυθέων καὶ τοῖς πλουσιωτάτοις προσπίπτειν μούνοις· ἀλλὰ τοῖς ἅπασιν ὁμοίως· καὶ μᾶλλον τοῖσιν ὀλίγα κεκτημένοισιν· οὐ τιμωμένοισϊν ἤδη· εἰ χαίρουσιν οἱ θεοὶ καὶ θαυμαζόμενοι ὑπ᾽ ἀνθρώπων· καὶ ἀντὶ τουτέων, χάριτας ἀποδιδοῦσι· εἰκὸς γὰρ τοὺς μὲν πλουσίους, θύειν πολλὰ τοῖς θεοῖς· καὶ ἀνατιθέναι ἀναθήματα ὄντων χρημάτων· καὶ τϊμᾶν· τοὺς δὲ πένητας ἧσσον· διὰ τὸ μὴ ἔχειν· ἔπειτα καὶ ἐπιμεμφομένους· ὅτι οὐ διδόασι χρήματα αὐτέοισιν· ὥστε τῶν τοιουτέων ἁμαρτιῶν τὰς ζημίας· τοὺς ὀλίγα κεκτημένους φέρειν μᾶλλον· ἢ τοὺς πλουσίους· ἀλλὰ γὰρ ὥσπερ καὶ πρότερον ἔλεξα· θεῖα μὲν καὶ ταῦτα ἐστὶν ὁμοίως τοῖς ἄλλοις· γίγνεσθαι δὲ κατὰ φύσιν ἕκαστα· καὶ ἡ τοιαύτη νοῦσος· ἀπὸ τοιαύτης προφάσηος τοῖς σκύθαις γίνεται· οἵην εἴρηκα· ἔχει δὲ καὶ κατὰ τοὺς λοιποὺς ἀνθρώπους ὁμοίως· ὅκου γὰρ ἱππάζονται μάλιστα καὶ πυκνότατα· ἐκεῖ πλεῖστοι ὑπὸ κελμάτων καὶ ἰσχιάδων καὶ ποδαγριῶν ἁλίσκονται· καὶ λαγνεύειν κάκιστοι εἰσί· ταῦτα δὲ τοῖσίδε σκύθῃσϊ πρόσεστι· καὶ εὐνουχοειδέστατοι εἰσὶν ἀνθρώπων διὰ τὰς προφάσηας· καὶ ὅτι ἀναξηρίδας ἔχουσιν ἀεί· καὶ εἰσὶν ἐπὶ τῶν ἵππων τὸ πλεῖστον τοῦ χρόνου· ὥστε μή τε χειρὶ ἅπτεσθαι τοῦ αἰδοίου· ὑπό τε τοῦ ψύχεος καὶ τοῦ κόπου ἐπϊλαθέσθαι τοῦ ἱμέρου καὶ τῆς μίξηος καὶ μηδὲν
23 παρακινεῖν πρότερον, ἢ ἀνδρωθῆναι· Περὶ μὲν οὖν τῶν σκυθέων οὕτως ἔχει τοῦ γένεος· τὸ δὲ λοιπὸν γένος τὸ ἐν τῇ εὐρώπῃ διάφορον αὐτὸ ἑωυτῷ ἐστι· καὶ κατὰ τὸ μέγεθος· καὶ κατὰ τὰς μορφὰς διὰ τὰς μεταλλαγὰς τῶν ὡρέων· ὅτϊ μεγάλαι γίγνονται καὶ πυκναὶ· καὶ θάλπη τὲ ἰσχυρὰ· καὶ χειμῶνες καρτεροὶ· καὶ ὄμβροι πολλοὶ· καὶ αὖτϊς, αὐχμοὶ πολυχρόνιοι ||

---

1 γυναῖκας *edd* | τ᾽ ἔωσι *edd* | 3 ἔχουσιν *E I II B* | τρὶς καὶ πλ. *II B* | 4 ἀποβαίνει *II B* | τι] τε *N* | 6 ἑαυτ. *B* σφῶν ἑωυτ. *A* | 8 ἰσχὺν *E I II B* | 11 Σκυτέων *B* | 13 τοῖσί τε ὀ. *A* | οὐ] ἢ *A* | 15 ἀποδιδοῦσιν *M E I II B* | 17 ἐόντων *edd* | χρ. πολλῶν καὶ τιμῶν *A* | 22 γίγνεται *II B* | 26 κεδμ. *II B* | 27 ποδαργιῶν *ante corr P* |

ad mulieres et non ualuerint. uti illas primo nihil considerans sed quidam silentium habent. cum secundo et tertio et aliquotiens eis inruentibus et nihil tantum euenerit sperant eis se dereliquisse deeo causantur. et induunt uestem muliebria agent et operantur cum mulieribus hoc patiuntur: ITEM DE SITHICO SCITHARVM DITIORES NON OPES SED NOBIliores et uirtutem maiorem habentes propter equitatem pauperes autem minime non de quanta qualiter equitant. Nam oportet inquid thitheoron hic morbus ceteris inuenitur. Non nobilioribus scytarum ditioribus obuenire singulis sed omnibus similiter et maxime his qui parua possidentibus non honoratis iam si gaudent hii et magnificentiam ab hominibus et probis gratiam retribuent: Conuenit ergo enim diuites immolare || plurimum (f. 30v) diis et apponere donaria adsubsistente patrimonia et muneribus: Pauper uero minime quod non habeat efficere et querellantes quod non habent substantia eis itaque et alia dilectorum damna eos que modica possident magis sustinere quam diuites sed enim quem ad modum in preteritum dixi. iam quidem et hec sunt similiter et hii que in aliis fiunt secundum natura singula: Et hic morbum ex huius modi occasiones scythisubuenire dixi habet autem circa ceteros homines similiter: Vbi enim equitant plurimum et longissime ibidem ea motibus et sciatibus et podagre et tortiones inutiles sunt et speciores sunt hominibus propter predictas rationes et quia naxiariadas habent semper et sunt super equos plurimos tempore: Et ipsis permanet ita ut non agant manuum ueretrum propter frigus et laborem obliuisci blanda mixtionem nihil commoueri prius quam uirificant: DE SITHICO AVTEM GENERE 23
SIC se habent reliquum autem genus quod in europa est. et secundum magnitudinem. et secundum formas propter inmutationes temporum. quoniam magne fiunt et frequenter. et estus ualidus et hiemps || solida et imbres multe. et iterum (f. 31r)

1 considerant *Kw* | **3** sperantes se deliquisse deo *Kw* | **6** opes] pessimi *Kw: an* inopes*?* | **7** equitatum *Kw* | **8** siquidem *Kw: an* ni quid*?* | **9** thioteron *Kw* | **12** dii *Kw* | **14** patrimonio *Kw: sed cf Stolz, HistGr 1, 497* | **16** itaque talium delictorum *Kw* | **18** iam] thia *Kw* | **20** occasione sc. obuenire *Kw* | **22** ibidem kedmatibus *Kw* | **23** *an* toriones*? Stolz HistGr 1, 492* | **24** *fort* speciosiores: *CGloss 7, 283* | **25** anaxyridas *Kw* | plurimo *m 2* | **26** manu *Kw* | **28** uirificant] *cf Blase HistGr 3, 296. Löfstedt Beitr z Kenntnis der späteren Lat (1907) 85. 90*

καὶ *om edd* | **28** τοῖσί τε *B* τοῖσι *Koraes* | σκύθησι *P E II B* σκύθοισι *I* | **29** ταῦτας τὰς *B* | ἀναξυρ. *corr m 2 P E* | **32** ἐπιλήθεσθαι *Koraes* | **33** ἀνανδρωθῆναι *II* | τῶν *om B* | **35** ἑωυτῷ αὐτὸ *N* | ἑωυτέω *II* ἑωυτοῦ *A* | **36** μεταβολὰς *P* | **37** πυκιναὶ *P* | τε] τις *A* | **38** αὖθις *E II B* |

f. 67r καὶ πνεύματα· ἐξ ὧν μεταβολαὶ πολλαὶ καὶ παντοδαπαί· ἀπὸ τουτέων εἰκὸς αἰσθάνεσθαι καὶ τὴν γένεσιν ἐν τῇ συμπήξει τοῦ τόνου· ἄλλην καὶ μὴ τῷ αὐτῷ αὐτέην γίγνεσθαι· ἔν τε τῷ θέρει καὶ τῷ χειμῶνι· μηδὲν ἐν ἐπομβρῇ καὶ αὐχμῷ· διότι τὰ εἴδεα διηλλάχθη νομίζω τῶν εὐρωπαίων μᾶλλον, ἢ τῶν ἀσιηνῶν· καὶ τὰ μεγέθη διαφορώτατα αὐτὰ ἑωυτοῖς εἶναι κατὰ πόλιν ἑκάστην· αἱ γὰρ φθοραὶ πλείονες ἐγγίγνονται τοῦ τόνου ἐν τῇ ξυμπήξει ἐν ταῖς μεταλλαγαῖς τῶν ὡρέων πυκναῖς ἐούσαις ἢ ἐν τῇσι παραπλησίῃσι καὶ ὁμοίῃσι· περί τε τῶν ἠθέων ὁ αὐτὸς λόγος· τό τε ἄγριον καὶ τὸ ἀμίαντον καὶ τὸ θυμοειδὲς ἐν τῇ τοιαύτῃ φύσει ἐγγίγνεται· αἱ γὰρ ἐκπλήξηες πυκναὶ γιγνόμεναι τῆς γνώμης τὴν ἀγριότητα ἐντιθέασι· τὸ δὲ ἥμερόν τε καὶ ἤπιον, ἀμαυροῦσι· καὶ ὅτι εὐψυχροτέρους νομίζω τοὺς τὴν εὐρώπην οἰκοῦντας εἶναι· ἢ τοὺς τὴν ἀσίην· ἐν μὲν γὰρ τῷ αἰεί, παραπλησίως αἱ ῥαθυμίαι ἔνεισιν· ἐν δὲ τῷ μεταβαλλομένῳ· αἱ ταλαιπωρίαι τῷ σώματι καὶ τῇ ψυχῇ· καὶ ἀπὸ μὲν ἡσυχίης καὶ ῥαθυμίης, ἡ δειλίη αὔξεται· ἀπὸ δὲ τῆς ταλαιπωρίης καὶ τῶν πόνων, αἱ ἀνδρεῖαι· δια τοῦτο εἰσὶ μαχιμώτεροι οἱ τὴν εὐρώπην οἰκοῦντες· καὶ διὰ τοὺς νόμους ὅτι οὐ βασϊλεύονται· ὥσπερ οἱ ἀσιηνοί· ὅκου γὰρ βασιλεύονται, ἐκεῖ ἀνάγκη δειλοτάτους εἶναι· εἴρηται δέ μοι καὶ πρότερον· αἱ γὰρ ψυχαὶ δεδούλωνται· καὶ οὐ βούλονται παρακινδυνεύειν ἑκόντες εἰκῇ ὑπὲρ ἀλλοτρίης δυνάμηος· οὗτοι δὲ αὐτόνομοι· ὑπὲρ αὐτῶν γὰρ τοὺς κινδύνους αἱρεῦνται καὶ οὐκ ἄλλων προθυμεῦνται ἑκόντες καὶ ἐς τὸ δεινὸν ἔρχονται· τὰ γὰρ ἀριστεῖα τῆς νίκης αὐτοὶ φέρονται· οὕτως οἱ νόμοι
24 οὐχ' ἥκιστα τὴν εὐψυχίην ἐργάζονται· Τὸ μὲν οὖν ὅλον καὶ
τὸ ἅπαν, οὕτως ἔχει· περί τε τῆς εὐρώπης καὶ τῆς ἀσίης· ἔνεισι δὲ καὶ ἐν τῇ εὐρώπῃ φῦλα διάφορα ἕτερα ἑτέροις· καὶ τὰ μεγέθ[ε]α καὶ τὰς μορφὰς καὶ τὰς ἀνδρείας· τὰ δὲ διαλλάσσοντα ταῦτ' ἐστίν· ἃ καὶ ἐπὶ τῶν πρότερον εἴρηται· ἔτι δὲ σαφέστερον φράζω· ὁκόσοι μὲν χώρην ὀρεινήν τὲ οἰκοῦσι τρηχεῖαν καὶ ὑψηλὴν καὶ εὔυδρον· καὶ αἱ μεταβολαὶ αὐτέοισϊ γίγνονται τῶν ὡρέων μέγα διάφοροι, ἐνταῦθα εἰκὸς εἴδεα μεγάλα εἶναι· καὶ πρὸς τὸ ταλαίπωρον καὶ τὸ ἀνδρεῖον εὖ πεφυκότα·

---

1 μετ. γίνονται πολλαὶ *A* | 2 ξυμπ. *P* | 3 γόνου *II B* | ἐμπήξει τῆς γονῆς ἄλλην ἡ τοῦτο ἐν τῇ αὐτῇ γ. *A* | τὴν αὐτέην *edd* | 4 χειμωνῷ *N* | μηδὲ ἐν ἐπ. *B* μὴ δὲ ἐν (*sed* ἐν *ss m 1*) ἐπομβρίῃ *II* | μηδὲ — αὐχμῷ *incl A* | 5 διηλλάχθαι *Zwinger* | ἢ *om N* | 6 ἀσιανῶν *N I* | διαφορότ. *E II B* διαφορώτερα *A* | ἑωυτοῖσιν *II B* | 7 φθ.] μορφαὶ *A* διαφοραὶ *Littré* | 8 γόνου *II B* | τοῦ τόνου] τῆς γαίης *A* | μεταβολαῖς αλλαγαῖς *I* |

siccitates diuturne et uenti ex quibus inmutationes multe et diuerse ex his conuenit fieri et natiuitatem in quagulationem et commutationem temporum frequentibus constitutis et similibus et differentibus: DE MORBIS AVTEM EADEM RATIO. SILVESTRE AVTEM et mansuetum et iracundum in huius modi naturam innasci inpulsus enim frequenter timentes asperitatem inponunt: Mansuetum autem et tranquillum obtundent et quoniam blandiores porto qui in asia In eo enim quod semper similis est et indifferes plicitates insunt. In eo autem quod inmutati laboris corporis et anime et de equitate et placiditate timor crescit de labore autem et de exercitio uirtutis: Propterea sunt pugnatores in eoropa habitant et propter leges quoniam non sunt sub dominio quem ad modum asiani: Vbi enim dominationis subiacent. illic necesse est timidissimo esse: Dixi quidem in preteritum qui animo subiecti sunt et nolunt periculo sustinere uoluntarium propter gloriam aliorum: qui autem sui iuris sunt pro se ipsis pericula suscipiunt. et non ab aliis pelluntur || inuiti et mala ueniunt palma enim uictorie. Ipsis f. 31v enim suscipiunt sic leges non minime animositates operatur: totum ergo et omnes sic habent eoropa et asia DE EVROPA. **24** Insunt autem et in eoropa gentes diuerse alie aliis. et magnitudinis et figure. et uirtutes que habitum inmutant: Hec sunt et in prioribus dicta sunt: adhuc manifestius dicam: Quicumque regionem montuosam habitant et asperam et excelsam et aquas has mutationem illis fiunt temporum et differentia illic conuenit species magnas esse et ad laborem et ad uirili-

2 coagulatione *Kw* | *aberrauit a* συμπήξει *(p 44, 2) ad* ξυμπήξει *(p 44, 8)* | **4** moribus *Kw* | **6** f. orti mentis *Kw* | **8** puto *Kw* | **9** placiditates *Kw* | **12** pugnaciores qui in *Kw* | europa *m 2* | **14** dominationi *m 2* | **20** europa *m 2* | **21** europa *m 2* | **22** sunt *del m 2*

---

9 ὁμοίοισιν *E II B* | **10** τὸ *ante* ἀμ. *om M* | ἄμικτον *B A* | **11** τῇ αὐτῇ *N* | πλήξιες *II* | **12** πικναὶ *E I* | **13** ἤπιον *E II B* | ἀμαυρῶσιν *A* | καὶ ὅτι] διότι *II A* | εὐψυχοτ. *N II B* | **14** τὴν *ante* εὐρ. *om II* | **15** παραπλησίω *edd* ὁμοίως *A* | **18** διὰ *P E I II B* | **21** ἀνάγκη καὶ δ. *I* | **23** οὗτοι] οἱ *A* | **24** αὐτῶν *EIIIB et ante corr N* | καὶ *om N* | **25** πρ. τε ἐκ. *B* | **26** ἔρια τῆς *A* | **30** μεγέθεα *MPEIIIB* μεγέθα *N* | **31** ταῦτα *N* ταῦτά *E B* | τῶν προτέρων *N E* τῷ προτέρῳ *A* | **32** φράσω *B A* | τε *om P* | **33** τρηχείην *II B* | ἔνυδρον *II B* ἄνυδρον *A* | αὐτ. γίγν. *om P* | **34** οἰκὸς *E I* |

καὶ τό τε ἄγριον καὶ τὸ θηριῶδες αἱ τοιαῦται φύσηες· οὐχ' ἥκιστα ἔχουσιν· ὁκόσοι δὲ κοῖλα χωρία· καὶ λειμακώδεα καὶ πνιγηρὰ· καὶ τῶν θερμῶν πνευμάτων πλέον μέρος μετέχουσϊ τῶν ψυχρῶν ὕδασί τε χρῶνται θερμοῖς, οὗτοι δὲ μεγάλοι μὲν οὐκ ἂν εἴησαν· οὐ δὲ κανονίαι· ἐς εὖρος δὲ πεφυκότες καὶ σαρκώδεες καὶ μελανότριχες· καὶ αὐτοὶ μέλανες μᾶλλον ἢ λευκότεροι· φλεγματίαι δὲ ἧσσον ἢ χολώδεες· τό τε ἀνδρεῖον καὶ ταλαίπωρον ἐν τῇ ψυχῇ, φύσει μὲν οὐκ ἂν ὁμοίως ἐνείη· νόμος δὲ προσγενόμενος, ἀπεργάσοιτ' ἄν· καὶ εἰ μὲν ποταμοὶ ἐνείησαν ἐν τῇ χώρῃ· οἵ τινες ἐκ τῆς χώρης ἐξοχετεύουσι τό τε στάσιμον καὶ τὸ ὄμβριον, οὗτοι ἂν ὑγιηροὶ τὲ εἴησαν καὶ λαμπροί· εἰ μέντοι ποταμοὶ μὲν μὴ εἴησαν· τὰ δὲ ὕδατα κρηναῖα τὲ καὶ στάσιμα πίνοιεν καὶ ἑδώδεα, ἀνάγκη τὰ τοιαῦτα πρὸς γαστρὸς ἄτεα εἶναι καὶ σπλήνεα· Ὁκόσοι δὲ ὑψηλὴν τὲ οἰκέουσι χώρην καὶ λείην· καὶ ἀνεμώδεα καὶ εὔυδρον, εἴη ἂν εἴδεα μεγάλα· καὶ ἑωυτοῖς παραπλήσια καὶ ἀνορθότερα· καὶ ἠπιώτεραι αἱ γνῶμαι· Ὁκόσοι λεπτά τε καὶ ἄνυδρα καὶ ψιλὰ· ταῖς δὲ μεταβολαῖς τῶν ὡρέων οὐ κέκρηνται, ἐν ταύτῃ τῇ χώρῃ τὰ εἴδεα εἰκὸς τὲ σκληρὰ εἶναι καὶ ἔντονα· καὶ ξανθότερα· ἢ μελάντερα· καὶ τὰ ἤθη καὶ τὰς ὀργὰς· αὐθάδεις τὲ καὶ ἰδιογνώμονας· ὅκου γὰρ μεταβολαί εἰσι πυκνόταται τῶν ὡρέων· καὶ πλεῖστον διάφοροι αὗται ἑωυτέοισιν· ἐκεῖ καὶ τὰ εἴδεα καὶ τὰ ἤθεα καὶ τὰς φύσηας εὑρήσεις πλεῖστον διαφερούσας· μέγισται μὲν οὖν εἰσὶν αὗται τῆς φύσηος αἱ διαλλαγαὶ· ἔπειτα δὲ καὶ ἡ χώρη· ἐν ᾗ ἀντιστρέφεται καὶ τὰ ὕδατα· εὑρήσεις γὰρ ἐπὶ τὸ πλῆθος τῆς χώρης τῇ φύσει ἀκολουθοῦντα καὶ εἴδεα τῶν ἀνθρώπων καὶ τοὺς τρόπους· Ὅκου μὲν γὰρ ἡ γῆ πιθηρὰ καὶ μαλθακὴ καὶ εὔυδρος, καὶ τὰ ὕδατα f. 67v κάρτα μετέωρα· ὥστε ‖ θερμὰ εἶναι τοῦ θέρεος· καὶ χειμῶνος ψυχρὰ· καὶ τῶν ὡρέων καλῶς κέεται, ἐνταῦθα καὶ οἱ ἄνθρωποι σαρκώδεες εἰσὶ καὶ ἄναρθροι καὶ ὑγροὶ καὶ ἀταλαίπωροι καὶ τὴν ψυχὴν κακοὶ ὡς ἐπὶ τόπου· τό τε ῥάθυμον καὶ τὸ ὑπνηρὸν ἔστιν ἐν αὐτέοις· ἔς τε τὰς τέχνας παχέες καὶ οὐ λεπτοὶ· οὐδ'

---

1 γε *A* | οὐκ *B* | **3** μετέχουσιν ἢ τῶν *II* | **5** οὐδ' εὐμήκεες. εὐρέες δὲ *A* | **7** τὸ δὲ *Koraes ex Gal* | **8** τὸ ταλ. *Koraes ex Gal* | ἐνείη] ἔχοιεν *A* | **9** ὁπεργάσεται νόμον ἂν ὡσι τοῦ εἴδεος οὐχ ὑπάρχοντος καὶ *A* | **11** ὑγιηρότεροι *A* | **12** μὲν τοι μὴ *B* | **13** κρ.] λιμναία *B* | ὀδώδεα *II* ἑλώδεα *B A* | τὰ τοιαῦτα (τοιάδε *B*) εἴδεα προγαστρότερα καὶ σπληνώδεα εἶναι. Ὁκόσοι *B A* | **14** πρὸς] τῆς *II* | ἄτεα *N I* ἀτηρέα *II* | σπληνός *II* | **15** εὔδενδρον *ante corr I* ἔνυδρον *II B* | καὶ εὔυδρον — μεγάλα *om A* | **16** παραπλήσια. καὶ ἀνανδρώτεραι δὲ καὶ ἡμερώτεραι αἱ γνῶμαι *B A* | **17** γνῶμαι *in ras V* | ὀκ. δὲ λ. *M* | ὅσοι δὲ τελέτεραι *A* | **18** οὐ

tatem bene constitute et agreste. et ferinum huius modi nature non minime habent: Qui autem concabas regiones paludestris et calidorum uentorum maximam partem continet quam frigdorum aquis utuntur calidis Hii quidem magni non erunt neque in latitudinem effecti et incorporati. et nigris capillis et ipsi fusci magis quam aluidiores fleumatici quidem minime quam colerici. quod enim uirtutes et quod labore in anima natura quidem non similiter || inhereret: Lex autem adueniens f. 32r efficiet sicut speciem constitutam et siquidem flumina ierunt qui de regionem educant: Statiuam quidam aquam et fluuialem hii quidem salubriores erunt et limpidiores: et si flumina quidem fuerint aqua autem loca stabiles hii habebunt et paludestri. Necesse est huiusce modi species uentrosas esse et spleneticas: Quicumque altiores habitant regione et equale et uentosa et aquosa erunt et specie magna et siui simillimam inbecillis autem et mansueti consiliis quibus autem tenues innuda et inaquosa. et mutationes autem temporum temperata huic regiones species conueniunt solidas et fortes flabas et fusciores. mores autem et iracundie spontanee et suis iuris: Non enim inmutationes sunt adsidue temporum et multum differentes magne enim sunt nature inmutationes: DEINDE REGIO IN QVAS NVTRIVNTVR ET AQVAS INTENTES Multitudinem regiones consequentes species hominum et mores. Vbi enim terre pinguis et matura et aquose et aque ualide superiores ita ut calide sint estate et hieme frigide temporibus || bene posite et illic homines corpulentes et occultes et arti- f. 32v cules. et humideta exercitati et in animalia. plerumque optima ita ut ad arte grassi sint et non tenues neque acuti: VBI

2 concauas *m 2* | **6** albidiores *m 2* | **9** inerunt *Kw* | **11** set si *Kw* | **12** laco stabulis *leges* | **15** sibi *m 2* | **16** inbecillis] c *pro incepta* l *inter scrib corr m 1* | **21** differentes] *aberravit a* διάφοροι *(p 46, 22) ad* διαφερούσας *(p 46, 24)* | **22** intentes] es *ex* is *corr m 1* | **26** corpulenti sunt et occultis articulis et humidi et inexercitati et in animo mali pl. *Kw* | **28** ab arte *m 2*

κ.] οὐκ εὔκρατα *B A* | **19** τε σκληρά τε *E II B* σκλ. τε *corr E* | ἔντομα *I* εὔτονα *E A* | **20** μελανότερα εἶναι καὶ *A* | **21** αἱ μετ. *B* | **22** αὐταῖς φησιν αὐτῆσιν *A* | ἑωυτέησι *corr B* | **24** αἱ *om E II B* | **25** ἂν τὶς (ἄν τις *B*) τρέφεται *II B* ἄν τις τρέφηται *Koraes* | **27** τὰ εἴδεα *edd ex Gal* | **28** πίειρα *B* πικρὰ *A* | ἔνυδρος *II B* | **29** μετ. ἔχουσα *A* | ὥστε] ὥσπερ τὲ *N* | τοῦ χ. *Koraes ex Gal* | **30** κακῶς *A* | **32** κακὴν *B* | ὥστε *A* | τόπου] τὸ πολύ *II* | ὑπνηλὸν *A* | **33** ἔνεστιν *A* | αὐτέοισιν *II B* | ἰδεῖν· ἔς *A* | καὶ *om P N E I II B* |

ὀξέες· ὅκου δ' ἐστὶν ἡ χώρη ψϊλὴ τὲ καὶ ἀνώχυρος καὶ τρηχείη καὶ ὑπὸ τοῦ χειμῶνος πιεζευμένη καὶ ὑπὸ τοῦ ἡλίου κεκαυμένη· ἐνταῦθα δὲ σκληρούς τε καὶ ἰσχνοὺς καὶ διηρθρωμένους· καὶ ἐντόνους καὶ δασεῖς· τό τε ἐργατικὸν ὀξὺ ἔνθεν ἐν τῇ φύσει τῇ τοιαύτῃ καὶ τὸ ἄγρυπνον· τά τε ἤθη καὶ τὰς ὀργάς, αὐθαδίας· καὶ ἰδιογνώμονας· τοῦ τε ἀγρίου μᾶλλον μετέχοντας, ἢ τοῦ ἡμέρου· ἔς τε τὰς τέχνας, ὀξυτέρους τὲ καὶ συνετωτέρους· καὶ τὰ πολέμια ἀμείνους εὑρήσεις· καὶ τἆλλα τὰ ἐν τῇ γῇ φυόμενα πάντα, ἀκόλουθα ὄντα τῇ γῇ· αἱ μὲν ἐναντιώταται φύσηές τε καὶ ἰδέαι, ἔχουσιν οὕτως· ἀπὸ δὲ τουτέων τεκμαιρόμενος, τὰ λοιπὰ ἐνθυμέεσθαι καὶ οὐχ' ἁμαρτήσῃ: —

† ἱπποκράτους· περὶ τόπων· ἀέρων, ὑδάτων: ~

1 δὲ ἐστιν *N* | ἀνώχ.] ἄνυδρος *Ermerins* | χιόνι *add A* | 2 πιεζομένη *E I II B* | 3 ἰσχυροὺς *A* | 4 εὐτόνους κ. δασεεῖς ἴδοις *A* | ἐραστικὸν *A* | ὀξὺ *om B* | ἔνθεν] ἐνεὸν *A* | 5 τῇ *om B* | αὐθαδέας *II* | 6 μᾶλλον *om M* | 12 *subscriptione carent omnes praeter N:* τέλος ἱπποκράτους· περὶ τόπων· ἀέρων· ὑδάτων:-

enim est regio nuda et inaquosa et aspera et frigore oppressa et in sole et incensa illic durus tenues et inarticulatos et solidos habundantes operatium acutos in natura huius modi. et inuigilantes mores et iracundia hec exercitantes suis iuris sunt et siluestre magis retinentes animum quam mansuetum: In artibus autem acutiores sunt et prudentiores et in rebus inbeccilles meliores. et in ceteris que in terra gignuntur omnia consequentia terre que autem melior natura fuerint. et in speciem habebunt. si ex his autem considerans reliqua iudicabis.

EXPLICIT LIBER YPOCRATIS DE AERIBVS ET DE LOCIS ET DE AQVIS. INCIPIT YPOCRATIS DE SEPTEMMADIS.

3 operatiuum *Kw* | 4 suis] *cf p 35, 5* | 5 siluestrem *m 2* | 6 rebus bellicis *Kw* | 8 inspeciem = ispeciem | 9 habebunt sic. ex *Kw*

Die handschriften sind verzeichnet bei H. Diels, Die Handschriften der antiken Aerzte [Abh d Preuss Akad d Wiss Philos-hist Abh 1905 III 4. 49 und 1906 I 114].

In dieser ausgabe sind folgende zeichen verwendet:

zum griechischen texte:

I = Parisinus gr 2146; s XVI f 99r—110r
II = Parisinus gr 2255; s XV f 376r—378v; 393r—395r
A = Ambrosianus SQT VIII 9 (ed Basil) } mit randbemerkungen
Ambrosianus SQE VIII 14 (ed Ald) }
B = Vaticanus Barberinus I 5; s XV p 237—292
E = Mutinensis Estensis gr 220 (II H 5); s XV f 63v—70v
H = Holkhamensis gr 282; s XV pars (8 et) 9
M = Monacensis gr 71; s XV (a 1531?) f 374r—379r; 402r—406r
N = Venetus Marcianus App cl V 14 (= Nanianus 248) s XVI f 11r—19r
P = Vaticanus Palatinus gr 192; s XV f 26v—30r; 68r—71r
V = Vaticanus gr 276; s XII f 61r—67v

zur lateinischen übersetzung:

A = Ambrosianus lat G 108 Inf; s X f 19r—21v
P = Parisinus lat 7027; s X f 13v—32v
Kw = Kühlewein, Hermes 40 (1905) 248—274

Der griechische text dieser ausgabe ist ein genauer abdruck von *V* ohne irgendwelche änderungen, bis auf die umstellung 4, 23. 20, 15. 24, 23. Unter dem texte sind alle lesarten der übrigen handschriften angegeben, die von *V* abweichen und entweder für den text oder für die verwandtschaft der handschriften untereinander bedeutung haben können. Die lesarten von *H* konnten nicht mehr eingefügt werden, weil der kritische apparat schon fertig gesetzt war; es stellt sich heraus, dass *E* eine abschrift von *H* ist mit wenig abweichungen.

Ein vorfahr von *V* war so geschrieben, dass ein quaternio auf blatt 1—2 den schluss der schrift περὶ τῶν ἐν κεφαλῇ τρωμάτων und auf blatt 2—8 den anfang der schrift περὶ ἀέρων enthielt; und zwar stand auf

bl 1: aus π. τ. ἐ. κ. τρωμάτων Kühlew II 25, 18—29, 3 ἕλκει
bl 2: aus π. τ. ἐ. κ. τρωμάτων Kühlew II 29, 3 πρὸς τὸ γινόμενον ὀρρόν —12 γέγραπται. ἢν—πρίεις. und aus π. ἀέρων 2, 1—4, 23 τοῦ δὲ χειμῶνος ψυχρά
bl 3—6: aus π. ἀέρων 4, 23 τοῦ δὲ χ. ψυχροῦ—20, 15 οἱ λιθιῶντες
bl 7: aus π. ἀέρων 20, 15 ὅτι τὸ παχύτατον—24, 23 ἢν ἕλκος ἐγγένηται
bl 8: aus π. ἀέρων 24, 23 καὶ λειεντερίαι—28, 31.

Das zweite doppelblatt (bl 2 + 7) dieses quaternio wurde verkehrt gefalzt, so dass die blattfolge 1. 7. 3—6. 2. 8 entstand: in dieser folge, die dem lateinischen übersetzer nicht vorlag, kam der text durch mittelglieder in *V* und aus *V* in alle übrigen noch erhaltenen griechischen handschriften. Seitdem steht das stück περὶ ἀέρων 4, 23—24, 23 in den handschriften ohne weitere kennzeichen mitten im texte von π. τ. ἐ. τ. κ. τρωμάτων. Weil sie aber diese schrift nicht mitabschrieben, haben *NE* das verschlagene stück περὶ ἀέρων 4, 23—24, 23 überhaupt nicht.

II f 376r—378v enthält 2, 1—4, 23 ψυχρά. (nun zusatz:) ὅσσα ια ἀνθρώποισιν ἐόντα, νούσους ποικίλας ἐπιφορέει. dann 24, 23 ιρ λυεντερίαι καὶ ὕδρ.—48, 11.

II f 393r—395r hat aus π. τρωμάτων den schluss ἕλκει. (= Kw II fehlt 29, 4—12; dagegen zusatz:) καὶ ἐπιμελεῖσθαι μή τι ἐπι-ον ξυμβῇ. Τέλος τοῦ περὶ τῶν ἐν κεφαλῇ τρωμάτων ἱπποκράτους: — aus π. ἀέρων mit dem titel: ἱπποκράτους περὶ προγνώσεως ἐτῶν: — τινὸς ἄλλου παλαιοῦ: — λόγος λθ. beginnt mit 22, 1 Οὕτω δ' ἐνθυμ. — 24, 23 ἐγγένηται. es folgt 4, 23 τοῦ δ. χ. ψυχροῦ — οἱ λιθιῶντες πρὸς τὸν γινόμενον ὀῤῥὸν, ὅτι τὸ παχύτατον — 20, 27 χει:· τέλος τοῦ περὶ προγνώσεως ἐτῶν ἱπποκράτους:·

hat in anschliessender folge:

—240: 2, 1—4, 23 ψυχρά.
240: 24, 23 καὶ λειεντερίαι — 24, 25 ῥηιδίως
—241: 24, 16 καὶ ὁκόσαι — 17 πνευμάτων μεταβολέων. ὁκόσαι τε ὕδασί τε χρ. — 20 αὗται — 22 φαγ. κίνδυνος ἐγγ. — 23 ἐγγένηται.
—260: 4, 23 τοῦ δὲ χ. ὑγροῦ — 20, 15 οἱ λιθιῶντες πρὸς τὸν γινόμενον ὀῤῥὸν,
—265: 20, 15 ὅτι τὸ παχύτατον — 24, 16 ἐπιπίπτειν. (24, 25) ἦν δὲ τὸ θέρος usw.

A hat folgende randbemerkungen: 20, 15 wo das hinter οἱ λιθιῶντες de πρὸς τὸν γινόμενον ὀρρὸν getilgt wird, ἐν τῇ παλαιοτάτῃ γραφῇ μετὰ λιθιῶντες ἕπεται ὅτι τὸ παχύτατον. — 24, 23 ἐν τῇ παλαιᾷ ἀντι- μετὰ τὸ ἦν ἕλκος ἐγγένηται ἕπεται καὶ λειεντερίαι καὶ ὕδρωπες ῶσιν. — 28, 5 ἐν τῇ παλαιᾷ ἀντιγράφῳ μετὰ τὸ ὥς μοι δοκέει ἕπεται περὶ μὲν τῶν ἐν δεξιᾷ. — 30, 2 ἐν τῇ παλαιᾷ γραφῇ μετὰ οἱ μὲν οὖν αἰγυπτίων καὶ λιβύων οὕτως ἔχειν μοι δοκεῖ ἕπεται ὲ ἀθυμίης τῶν ἀνθρώπων. — 32, 33 περὶ δὲ τῶν ἐν Ἀσίῃ οὕτως τὴν ἀσίην πλεῖστον διαφέρειν φημὶ τῆς (= 28, 5).

Drei handschriften des XV. jahrhunderts (Diels 1905 III 49. 1906): Monacensis gr 287 f 153r, Mutinensis gr 85 (III C 6) f 95r, Vindo-sis Phil gr 179 f 123v, enthalten unter dem titel ἱπποκράτους (περὶ Vind.) πρόγνωσις περὶ τῶν δ' ὡρῶν einen kurzen freien auszug . ἀέρων 22, 7—26, 8 mit lesarten nach IIBA, in der reihenfolge B.

Der lateinische text ist ein genauer abdruck der alten über-g nach P m 1. Die lesarten von P m 2 und A sind ebenfalls genau rgegeben, aber nicht die von P m 2 so oft geänderte interpunktion.

Von der jungen lateinischen übersetzung in den übrigen hand-ten (Diels 1905 III 4) ist eine probe in die lücke von P eingesetzt —15, 23.

Die ausgabe soll unsere überlieferung feststellen, um der erklärung este grundlage zu schaffen.
